中国医学临床百家

钟英强 /著

# 炎症性肠病现代评价体系
## 钟英强 2018 观点

科学技术文献出版社
SCIENTIFIC AND TECHNICAL DOCUMENTATION PRESS
·北京·

**图书在版编目（CIP）数据**

炎症性肠病现代评价体系钟英强2018观点 / 钟英强著. —北京：科学技术文献出版社，2018.4

ISBN 978-7-5189-4034-9

Ⅰ.①炎… Ⅱ.①钟… Ⅲ.①肠炎—研究 Ⅳ.① R516.1

中国版本图书馆 CIP 数据核字（2018）第 044475 号

## 炎症性肠病现代评价体系钟英强2018观点

| | | | |
|---|---|---|---|
| 策划编辑：巨娟梅 | 责任编辑：巨娟梅 | 责任校对：张吲哚 | 责任出版：张志平 |

| 出　版　者 | 科学技术文献出版社 |
|---|---|
| 地　　　址 | 北京市复兴路15号　　邮编　100038 |
| 编　务　部 | （010）58882938，58882087（传真） |
| 发　行　部 | （010）58882868，58882874（传真） |
| 邮　购　部 | （010）58882873 |
| 官 方 网 址 | www.stdp.com.cn |
| 发　行　者 | 科学技术文献出版社发行　全国各地新华书店经销 |
| 印　刷　者 | 北京虎彩文化传播有限公司 |
| 版　　　次 | 2018 年 4 月第 1 版　2018 年 4 月第 1 次印刷 |
| 开　　　本 | 710×1000　1/16 |
| 字　　　数 | 118千 |
| 印　　　张 | 13　彩插6面 |
| 书　　　号 | ISBN 978-7-5189-4034-9 |
| 定　　　价 | 98.00元 |

# 序
## Foreword

韩启德

欧洲文艺复兴后,以维萨利发表《人体构造》为标志,现代医学不断发展,特别是从 19 世纪末开始,随着科学技术成果大量应用于医学,现代医学发展日新月异,发生了根本性的变化。

在过去的一个世纪里,我国现代化进程加快,现代医学也急起直追。但由于启程晚,社会经济发展落后,在相当长的时期里,我国的现代医学远远落后于发达国家。记得 20世纪 50 年代,我虽然生活在上海这个最发达的城市里,但是母亲做子宫切除术还要到全市最高级的医院才能完成;我患猩红热继发严重风湿性心包炎，只在最严重昏迷时用过一点青霉素。20世纪60—70年代，我从上海第一医学院毕业后到陕西农村基层工作，在很多时候还只能靠"一根针，一把草"治病。但是改革开放仅仅30多年，我国现代医学的发展水平已经接近发达国家。可以说，世界上所有先进的诊疗方法，中国的医生都能做，有的还做得更好。更为可喜的是，近年来我国医学界开始取得越来越多的原创性成果，在某些点上已经处于世界领先地位。中国医生已经不再盲从发达国家的疾病诊疗指南，而能根据我们自己的经验和发现，根据我国自己的实际情况制定临床标准和规范。我们越来越有自己的东西了。

要把我们"自己的东西"扩展开来，要获得越来越多"自己的东西"，就必须加强学术交流。我们一直非常重视与国外的学术交流，第一时间掌握国外学术动向，越来越多地参与国际学术会议，有了"自己的东西"也总是要在国外著名刊物去发表。但与此同时，我们更需要重视国内的学术交流，第一时间把自己的创新成果和可贵的经验传播给国内同行，不仅为加强学术互动，促进学术发展，更为学术成果的推广和应用，推动我国医学事业发展。

我国医学发展很不平衡，经济发达地区与落后地区之间差别巨大，先进医疗技术往往只有在大城市、大医院才能开展。在这种情况下，更需要采取有效方式，把现代医学的最新进展以及我国自己的研究成果和先进经验广泛传播开去。

基于以上考虑，科学技术文献出版社精心策划出版《中国医学临床百家》丛书。每本书涵盖一种或一类疾病，由该疾病领域领军专家撰写，重点介绍学术发展历史和最新研究进展，并提供具体临床实践指导。临床疾病上千种，丛书拟以每年百种以上规模持续出版，高时效性地整体展示我国临床研究和实践的最高水平，不能不说是一个重大和艰难的任务。

我浏览了丛书中已经完稿的几本书，感觉都写得很好，既全面阐述有关疾病的基本知识及其来龙去脉，又介绍疾病的最新进展，包括笔者本人及其团队的创新性观点和临床经验，学风严谨，内容深入浅出。相信每一本都保持这样质量的书定会受到医学界的欢迎，成为我国又一项成功的优秀出版工程。

《中国医学临床百家》丛书出版工程的启动，是我国现代医学百年进步的标志，也必将对我国临床医学发展起到积极的推动作用。衷心希望《中国医学临床百家》丛书的出版取得圆满成功！

　　是为序。

# 作者简介

钟英强，中山大学孙逸仙纪念医院消化胃肠内科主任，主任医师，医学博士，教授，博士生导师，IBD首席专家。1989年毕业于中山医科大学，一直留校从事临床、教学、科研工作28年。1996年开始进行炎症性肠病与功能性胃肠病的研究，其中对炎症性肠病的评价体系建立了自己的标准，并在相关杂志发表。

担任亚洲克罗恩病与结肠炎组织（Asian Organization for Crohn's and Colitis，AOCC）委员、逸仙IBD联盟主任、胃肠内科首席专家，吴阶平医学基金会中国IBD联盟常务委员，北京医学奖励基金会IBD专家委员会常务委员，中华医学会消化病学会全国IBD学组委员，广东省医学会消化病分会IBD学组副组长，广东省医学会消化病分会委员，广东省医师协会消化病工作委员会委员。广东省与广州市医疗事故技术鉴定专家，广东省科技评审专家。

担任 Journal of Crohn's and Colitis，World Journal of Gastroenterology，《世界华人消化杂志》《胃肠病学》等杂志的编委，美国 Clinical Gastroenterology and Hepatology，

*Gastroenterology*,《中华医学杂志》（英文与中文版）《中山大学学报（医学版）》《新医学》等杂志的审稿人。

在国内外发表论文 195 篇，其中以第一作者或通讯作者发表论文 140 多篇。主编著作两部：《肠道溃疡性疾病》和《实用消化内镜治疗技术》，副主译著作一部：《胃肠病学、肝脏病学与内镜学最新诊断和治疗》，参编著作 11 部。负责各级课题基金 20 项，省厅级以及国家自然科学课题 10 项。溃疡性结肠炎系列研究获得 2008 年广东省科学技术奖三等奖。近 3 年来，在国家自然科学基金、广东省自然科学基金和广州市科技重点基金的资助下，进行了 CCR5 膜外第一、第二胞外环特异性结合的活性肽的筛选与治疗 IBD 的基础研究，取得了一定的科研成果。

# 前 言
Preface

炎症性肠病（inflammatory bowel disease，IBD）是一组可能涉及遗传易感、免疫异常、肠内外环境等复杂病因的异质性疾病，主要包括溃疡性结肠炎（ulcerative colitis，UC）、克罗恩病（Crohn's disease，CD）和未确定型结肠炎（indeterminate colitis，IC）或称为中间型结肠炎（intermediate colitis，IMC）。IBD呈慢性进展性，病情反复发作，迁延不愈，其临床表现无明显的特异性，临床诊断和治疗较为复杂，被世界卫生组织公认为临床难治性疾病之一，亦是结肠肿瘤发生的主要危险因素之一。

由于IBD主要累及中青年人群，对个体的生活质量和社会生产力的影响很大，因此，对国家和家庭的和谐造成了严重的损害。

目前，IBD的诊治仍存在诸多亟待解决的问题，其中诊治中的评价系统比较混乱，国际上缺乏统一的标准，使得IBD的评价缺乏可比性和科学性。本书为IBD现代评价体系的建立做了新的尝试，阐明IBD的现代评价体系在CDM中的作用，尽量与目前国际上的最新研究接轨，突出自身的特点，以飨读者。

中山大学孙逸仙纪念医院消化内科是我国成立消化专科和开展消化内镜最早的单位之一。在我们的先辈陈国桢教授、刘世强教授、袁世珍教授和前辈余道智教授、朱兆华教授的带领下，从20世纪70年代起，进行长期大量的IBD临床资料的积累并做出了以下的成绩。

建立了整套描述活动期UC的严重性指标，并探讨各评价指标的相关性。

在国内率先应用大肠活检黏膜的嗜酸性粒细胞（Eos）分级来评价UC的严重性和活动性；提出了全结肠型UC与远端型UC在临床病理和内镜特点均有明显的区别，在国内首次提出了全结肠型UC在发病机制和病理生理方面与远端型UC可能有着本质的不同，可能是一组异质性疾病。

早期、足量、足疗程地应用糖皮质激素治疗UC，可能会改变 UC 的自然病程，全结肠型 UC 经激素治疗后，一旦病情得到缓解，复发的概率比远端型 UC 者低。

采用了分层方法研究外周血 NK 细胞和 T 细胞亚群水平变化，提出了在 UC 的整群和分层研究中均有不同的变化；随着病情的加重，NK 细胞、T 细胞和 Ts 细胞减少，而 Th 细胞和 Th/Ts 升高。

在国内首次探讨了 UC 患者大肠黏膜生长抑素受体的分布与水平变化；在国内首次探讨水杨酸类制剂治疗 UC 的病理与免疫机制。

在国际上首次观察了腐殖酸钠保留灌肠治疗 UC 的效果；在国际上首次建立个体化治疗 UC 的内镜指征；首次进行抗生素治疗 UC 的循证医学研究。UC 的系列研究获得 2008 年广东省科学技术奖三等奖。

本书总结了 IBD 诊治评价系统的进展，希望为我国 IBD 的临床与科学研究做点滴的贡献，希望同道们给我们提出宝贵意见与建议。书中的部分观点是我本人日常工作中的点滴总结，有不妥之处，望批评指正！

本书的出版得到了我们 IBD MDT 团队的夏忠胜、于钟、黄花荣（儿科）、李勇（放射科）、王林（病理科）、智慧（超声科）、袁智敏（营养科）、刘思雪、梁蓉蓉（儿科）、宋杨达、宋铱航等各位同仁的大力支持，在此表示衷心的感谢！

钟英强

# 目　录
## Contents

# 炎症性肠病现代评价体系建立的必要性与重要性

炎症性肠病（inflammatory bowel disease，IBD）是一组可能涉及遗传易感、免疫异常、肠内外环境等复杂病因的异质性疾病，但其确切的病因和发病机制尚未完全明确，主要包括溃疡性结肠炎（ulcerative colitis，UC）、克罗恩病（Crohn's disease，CD）和未确定型结肠炎（indeterminate colitis，IC）或称为中间型结肠炎（intermediate colitis，IMC）。IBD 在西方国家较常见，在我国随着经济的不断发展和人民生活水平的不断提高，以及人们的饮食谱不断地接近西方国家，近年来，我国 IBD 的发病率呈逐年上升趋势，逐渐接近西方国家。

IBD 是一组慢性进展性肠道免疫炎症性疾病，主要临床表现为腹痛、腹泻、黏液或黏液血便，部分患者可有发热、贫血、低蛋白血症等全身症状，部分可有皮疹、关节炎等肠外表现，部分可伴有一定程度的抑郁与焦虑状态；实验室检查各类炎症指标异常，肠镜检查可见肠黏膜充血、肿胀、糜烂与各种溃疡存在，炎症性息肉形成，以及肠腔各种形态的改变；主要病理特征是大量炎症细胞在肠道黏膜的浸润及引发的进一步继续性损伤，并有炎症损伤与黏膜修复和肠上皮细胞重建并存。病情可反复发作，迁延不愈，严重影响患者的营养状况与生活质量。IBD 的临床表现无明显的特异性，临床诊断和治疗较为复杂，被世界卫生组织公认为临床难治性疾病之一，亦是结肠肿瘤发生的主要危险因子之一。

目前，IBD 的诊断没有金标准，是一种综合性诊断与排除性诊断，并要密切随访才能确定诊断。因此，对目前的诊断措施采用定量或半定量的评价标准非常有必要，使疾病之间有一定的可比性，对临床工作和科研工作非常有帮助。

目前 IBD 的治疗主要是针对 IBD 的病理生理进行设计，切断 IBD 的发病途径，但仍无法进行病因治疗，且 IBD 是一组异质性疾病，对各种治疗的反应均不一样，治疗效果的评价各异，单纯的内镜下黏膜愈合评价是远远不够的。因此，建立 IBD 的治疗评价体系也显得非常必要和重要。

IBD 现代评价体系建立的重要性主要体现在：①可让 IBD 的诊治具有一定的可比性；②可规范 IBD 的诊治过程；③可确定 IBD 的治疗目标；④可评价诊治 IBD 新措施的确切有效性。

## 参考文献

1. 钟英强，黄花荣，陈其奎，等 . 肠道溃疡性疾病 . 北京：人民卫生出版社，2009：3.

2. 钟英强，朱兆华，幸连春，等 . 活动期溃疡性结肠炎活检黏膜的组织学分级与临床分级和内镜分级的关系 . 中华消化内镜杂志，2003，20（4）：249-252.

3. 钟英强，林莹，昝慧 . 电子肠镜在炎症性肠病诊断、治疗和随访中的应用 . 中华临床医师杂志（电子版），2011，5（4）：952-956.

4. 钟英强，叶小研 . 炎症性肠病的现代内科治疗 . 中华临床医师杂志（电子版），2013，7（16）：7354-7357.

# 炎症性肠病现代评价体系的变迁与进展

　　我国对 IBD 的系统评价相对发展较晚，水平较低。我国有关 IBD 的诊治指南从 1978 年到 2012 年共制定和修改了 5 次，主要是介绍 IBD 的诊断方法与步骤、鉴别诊断、常用药物的应用。初期的评价是以临床症状的缓解为主要目的，后期加上内镜下黏膜愈合的评价，但仍缺乏统一的标准。

　　60 多年来，IBD 的评价体系主要体现在 IBD 治疗目标的变化上。在 20 世纪 50—60 年代，IBD 的治疗目标主要是降低 IBD 患者的死亡率；在 20 世纪 60 年代后，由于糖皮质激素和免疫抑制剂的出现，IBD 的治疗目标主要是降低 IBD 患者截肠手术的发生率；20 世纪 90 年代后，由于靶向生物制剂的研发，治疗的目标主要是提高患者的生活质量；到了 21 世纪，对现有治疗措施进行了优化处理，人们开始追求损伤肠黏膜的愈合率；近几年来，IBD 的治疗目标主要为诱导并维持临床缓解及黏膜愈合、防治并发症、改善患者生存质量。

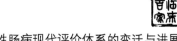

那么，这些评价方法是否能满足临床的要求呢？国际上关注 IBD 的专家们正在努力研究 IBD 的深度愈合和病理愈合情况。随着超声设备与方法的进步和功能性 MRI 的发展，以及相关血液中纤维化各因子的检测，IBD 的深度愈合已在临床上应用，取得一定的数据，但仍没有统一的评价标准。病理的愈合可能存在很大的困难，特别是活检黏膜的病理评价问题，仍有待进一步的研究。

# 炎症性肠病现代评价体系在慢病管理中的作用不容忽视

　　IBD 是一种慢性反复发作的以肠道为主要靶器官的自身免疫性肠道炎症性疾病，部分患者有终生复发的倾向。在 IBD 没有根治性治疗之前，IBD 的现代评价体系是 IBD 治疗达标的重要保证体系。因此，对 IBD 患者需要进行慢病管理（chronic disease management，CDM）。IBD 的 CDM 是目前实施 IBD 规范诊治的有力措施，也是各类 IBD 中心的努力方向。

　　IBD 的 CDM 是指对 IBD 及其风险因素进行定期检测、连续监测、评估与综合干预管理的医学行为及过程，主要内容包括 IBD 的早期筛查，IBD 的风险预测、预警与综合干预措施的评估，以及 IBD 患者的综合管理，IBD 停止药物治疗的评估，IBD 综合管理效果评价等，而 IBD 的现代评价体系是 IBD 进行 CDM 的根本保证。

IBD 的 CDM 以"改进 IBD 的诊疗效果、降低 IBD 的医疗成本"为宗旨，贯彻 IBD 标准诊疗指南，针对 IBD 的治疗，提倡一体化的病程干预及管理机制。IBD 的 CDM 需要早期诊断、预防、治疗与教育等环节的有效结合，引导 IBD 患者进行自我管理、改善生活习惯，促进医生、患者间的交流协作，加强病情控制，防止病情恶化，并最终控制整体医疗成本。除医疗单位外，在 IBD 的 CDM 中，医疗器械（如消化内镜及其治疗配件等）和相关治疗药品等生产商以及各种慈善机构均能发挥各自优势，通过向患者提供产品的知识，增强疗效，提升患者的满意度。

只有建立统一的 IBD 现代评价体系，才能进行 CDM。该评价体系在 CDM 的主要作用有以下几条：

（1）建立 IBD 基于网络的 CDM 电子病历，可定期进行标准化的系统评价。

长期系统的病历管理是 CDM 的基础，电子病历系统可完整保存患者的基础信息、每次的诊疗记录，以及全部的检验、检查结果等，能快速建立 IBD 患者的终身电子病历，但要有一定网络系统支持，并利用该评价系统定期进行 IBD 治疗效果的标准化评价。

（2）建立统一的 IBD 现代评价体系，有利于 IBD 现代评价体系的评估。

疗效评价是 IBD 管理的核心内容，医生应时刻关注 IBD 患者的治疗效果，并适当根据药物治疗的时机、疗程与反应来调整治疗方案。可是，面对日积月累的处方报告，医生很难迅速判断并准确评估。为此，IBD 现代评价体系可提供多角度、多种评价方法，如从临床表现、实验室检查、内镜愈合、病理愈合、营养评估、儿童的生长发育、生活质量与情绪状态、药物不良反应的检测等方面进行综合评价；可以通过图表、曲线等形象化表现手段，直观显示与治疗密切相关的系列指标的变化，而且提供药物剂量与检验指标交叉关联、患者中长期的病程变化等综合评价手段，帮助各级 IBD 专科医生准确地把握疗效。

（3）建立统一的 IBD 现代评价体系，便于 IBD 患者教育与日常管理。

IBD 是一种可反复发作的慢性肠道免疫性疾病，需要漫长的治疗过程。治疗 IBD 的药物均有不同程度的不良反应，且目前中国各级医院对 IBD 诊治的水平相差很大，对于疑难病例基层医院仍无法规范诊治。同时，患者来自全国各地，距离各 IBD 治疗中心较远，平时的某些随访和医患交流不够方便。因此，IBD 患者需要学会进行自我日常管理和远程教育，包括患者就医的时机与预约、服药的依从性、饮食管理、情绪变化、药物不良反应的自我检测等。可利用患者的就医记录、现代通信设备如医患的 QQ、微信群等方法。如中山大学孙逸仙纪念医院建立了 IBD 爱心群进行医患交流、患者自我管理、患者教育和药物不良反应监控等，对增强患者的依从性与用药的安全性和治疗的可靠性可起到重要作用。医生将不仅仅是根据患者每次就诊时做出判断与调整治疗方案，还能从患者日常生活管理中了解更多影响治疗的因素，制定更具针对性的诊疗方案。

（4）建立统一的 IBD 现代评价体系，便于科研数据的收集。

医护人员撰写的论文都需要以数据为依据，以往分散在患者手中的病历无法帮助医生获得完整的科学数据，临时收集的纸质数据变成可直接统计的电子数据又费时费力，这都影响研究工作的顺利推进。通过电子病历与 IBD 现代评价体系的建立，能及时系统地收集科研数据。

（5）建立统一的 IBD 现代评价体系，可与基层中心医院建立诊疗协作网络

"双向转诊、资源优化"是正在进行中的医疗体制改革的重要措施。为了进一步拓展自身优势业务，部分大型医院正在尝试与 IBD 患者较多的地区或镇医疗中心合作，努力实现这种模式。在统一的 IBD 现代评价体系的模式上，综合性医院与中心医院可以开展多种方式的交流互动和诊疗协作，方便 IBD 患者就近获得良好的医疗服务和保健指导，为医院拓展业务，提升收益创造条件。但要注意患者的隐私问题与药物使用的统一性，同时，要对对口医院进行系统的培训与管理，否则，无法达到预期的效果。

# 炎症性肠病的临床表现评价

在 20 世纪 70—90 年代，IBD 临床表现的评价在 IBD 的活动性、严重程度以及疗效评价中起重要的作用，使 IBD 的研究具有一定的科学性和可比较性，规范了当时 IBD 的诊断与治疗。但到了 20 世纪末和 21 世纪初，经大量的临床研究发现，临床症状消失患者的肠道仍然存在着活动性炎症表现，因此，IBD 临床表现的评价地位受到挑战，人们开始关注内镜下黏膜愈合评价的可靠性与科学性，并逐渐取代了临床表现的评价。目前，IBD 临床表现的评价仍然是一个重要的辅助评价指标，特别是在 IBD 的活动性与严重程度的评价上。

## *1.*UC 的临床表现评价需从病变类型、病变范围、疾病活动严重程度、肠外表现和并发症等方面做整体评价

UC 典型的临床表现为持续或反复发作的黏液脓血便，可伴

有腹痛、里急后重，严重者甚至大便失禁，中、重度 UC 患者可能出现发热、贫血、疲劳、体重下降、生长发育障碍等全身症状，部分患者还可有肠外表现，包括皮肤黏膜病变、眼部损害、肝胆疾病（如原发性硬化性胆管炎、自身免疫性肝病）、骨关节病变、血栓栓塞性疾病等。UC 的整体评估需包括病变类型、病变范围、疾病活动严重程度、肠外表现和并发症。

根据疾病的临床行为，中国 IBD 共识意见（2012，广州）提出将 UC 分为初发型和慢性复发型，初发型是指无既往病史而首次发作；慢性复发型指临床缓解期与发作期交替出现，再次出现症状，该类型在临床上最为常见。这种临床分型对治疗决策有一定的影响，对于初发活动期的患者，治疗按照经典方案进行，而长期慢性复发型病例则需考虑到糖皮质激素依赖、糖皮质激素抵抗、免疫抑制剂抵抗、顽固性 UC 等多种情况。UC 患者在诱导缓解后，均应接受 3 ～ 5 年的维持治疗，部分患者可能需要终身维持治疗。

病变范围是临床分型的最重要指标，决定了 UC 治疗方案的选择，也是决定监控癌变的起始时间和频率的重要评价指标。根据病变范围进行的临床分型，目前欧洲（2017）和中国 IBD 共识意见均建议按照蒙特利尔（Montreal）标准（表 1），将 UC 分为 E1、E2、E3 三个亚型。共识意见提出，对于病变局限在直肠或左半结肠者，首选局部治疗（E1 型用栓剂，E2 型用灌肠剂），而对于超过脾曲的病变首选口服或静脉药物治疗。

表 1　UC 病变范围的蒙特利尔分类标准

| 分型 | 分布 | 结肠镜下炎症病变累及的最大范围 |
|------|------|------------------------------|
| E1 | 直肠 | 局限于直肠，未达乙状结肠 |
| E2 | 左半结肠 | 累及左半结肠（脾曲以远） |
| E3 | 广泛结肠 | 广泛病变累及脾曲以近乃至全结肠 |

病情分期方面，UC 分为活动期和缓解期，活动期的疾病严重程度分轻、中、重度。国内外专家建立了许多评分标准用于评估 UC 的活动性和严重程度，有些是基于临床症状、体征、生化检查、内镜指标组合而成，各有优缺点。2012 年中国 IBD 共识意见推荐 Truelove 和 Witts 严重程度评分标准（表 2），2017 欧洲 UC 诊断与治疗的循证医学共识意见除推荐该标准外，也推荐基于此标准进行改良的蒙特利尔严重程度分类标准（表 3），两者大同小异。该标准自 1955 年由 Truelove 和 Witts 首次提出，由于简洁、易于掌握，在临床最为常用，但缺点是每个指标没有权重比，所以很难精确并且不易用于疗效判定，仅用于评估 UC 严重程度。改良 Mayo 评分 [ 也称 Sutherland 疾病活动指数、疾病活动指数（DAI），表 4] 则弥补了这一缺点，它加入了结肠镜检查结果，可用于严重程度分级和疗效评估，是临床研究中最常用的评分体系。其他一些评分标准，包括 Seo 指数 [ 也称活动指数（AI），表 5]、临床疾病活动指数（CAI，也称 Rachmilewitz 指数）、Powell-Tuck 指数（也称 St. Mark 指数）、简明临床结肠炎活动指数（simple clinical colitis activity index，SCCAI，表 6）、医师整

体评估（physician global assessment，PGA）和 Lichtiger 指数（也称改良 Truelove 和 Witts 疾病活动指数，表 7）等，也都曾通过大量的临床试验来验证可靠性、有效性，但因烦琐或未显现出特别的优势，并未被广泛应用。中山大学孙逸仙纪念医院消化内科多采用 Seo 活动指数进行临床研究工作，特别是在早期进行临床药物验证时采用。

表 2　Truelove 和 Witts 疾病严重程度分型

| 项目 | 轻度 | 重度 |
| --- | --- | --- |
| 便次 / 日 | ＜ 4 | ≥ 6 |
| 便血 | 轻或无 | 重 |
| 脉搏 | 正常 | ＞ 90 次 / 分 |
| 体温 | 正常 | ＞ 37.8℃ |
| 血红蛋白 | 正常 | ＜ 75% 正常值 |
| ESR | ＜ 20mm/h | ＞ 30mm/h |

注：分为轻、中、重度，中度介于轻度和重度之间。

表 3　UC 严重程度的蒙特利尔分类标准

| 项目 | S0（临床缓解） | S1（轻度） | S2（中度） | S3（重度） |
| --- | --- | --- | --- | --- |
| 便次 / 日 | 无症状 | ≤ 4 | ＞ 4 | ≥ 6 |
| 便血 | 无症状 | 轻或无 | 有 | 重 |
| 脉搏 | — | 正常 | 轻微全身毒血症状 | ＞ 90 次 / 分 |
| 体温 | — | 正常 | 轻微全身毒血症状 | （或）＞ 37.5℃ |
| 血红蛋白 | — | 正常 | 轻微全身毒血症状 | （或）＜ 105g/L |
| 血沉 | — | 正常 | 轻微全身毒血症状 | （或）＞ 30mm/h |

表4 改良Mayo评分系统

| 项目 | 0分 | 1分 | 2分 | 3分 |
|---|---|---|---|---|
| 排便次数（次/天） | 排便次数正常 | 比正常排便次数增加1～2 | 比正常排便次数增加3～4 | 比正常排便次数增加5以上 |
| 便血 | 未见出血 | 不到一半时间内出现便中混血 | 大部分时间内为便中混血 | 一直存在出血 |
| 内镜发现 | 正常或无活动性病变 | 轻度病变（红斑、血管纹理减少、轻度易脆） | 中度病变（明显红斑、血管纹理缺乏、易脆、糜烂） | 重度病变（自发性出血，溃疡形成） |
| 医师总体评价 | 正常 | 轻度病情 | 中度病情 | 重度病情 |

注：临床缓解：≤2分，无单个分项＞1分；轻度活动：3～5分；中度活动：6～10分；重度活动：11～12分；治疗有效：比基线值下降≥30%及≥3分，且便血的评分降幅≥1分或该项为0分或1分。

表5 Seo疾病活动指数

| 变量 | 评分 | 权重 |
|---|---|---|
| 便血 | | |
| 轻或无 | 0 | ×60 |
| 有 | 1 | |
| 排便次数（次/日） | | |
| ≤4 | 1 | |
| 5～7 | 2 | ×13 |
| ≥8 | 3 | |
| ESR（mm/h） | | ×0.5 |
| 血红蛋白（g/dl） | | ×−4 |
| 血清白蛋白（g/dl） | | ×−15 |
| 常数 | | 200 |

注：总分=60×血便+13×排便次数+0.5×ESR−4×血红蛋白−15×白蛋白+200。总分＜150为轻度，150～220为中度，＞220为重度。

表 6 简明临床结肠炎活动指数

| 项目 | 0分 | 1分 | 2分 | 3分 | 4分 |
|---|---|---|---|---|---|
| 排便次数（日间） | 1～3 | 4～6 | 7～9 | ＞9 | / |
| 排便次数（夜间） | / | 1～3 | 4～6 | / | / |
| 里急后重 | / | 有 | 明显 | 便失禁 | |
| 便血 | / | 极少 | 偶有 | 经常 | / |
| 一般状况 | 很好 | 稍差 | 差 | 非常差 | 极差 |
| 肠外表现 | | 每一项加1分 | | | |

表 7 Lichtiger 疾病活动指数

| 项目 | 0分 | 1分 | 2分 | 3分 | 4分 | 5分 |
|---|---|---|---|---|---|---|
| 排便次数（次/天） | 0～2 | 3～4 | 5～6 | 7～9 | 10 次 | |
| 夜间腹泻 | 否 | 是 | | | | |
| 便血（占便量百分比） | 0 | ＜50% | ≥50% | 100% | | |
| 便失禁 | 否 | 是 | | | | |
| 腹痛 | 无 | 轻度 | 中度 | 重度 | | |
| 腹部压痛 | 无 | 轻度且局限 | 轻到中度且弥漫 | 重度或有反跳痛 | | |
| 一般情况 | 极好 | 很好 | 好 | 普通 | 差 | 极差 |
| 需要止泻药 | 否 | 是 | | | | |

注：该标准常用于临床疗效的评价，连续 2 天评分低于 10 分，提示治疗有效。

## 2.CD 临床表现的全面评价包括临床类型、病变范围、疾病活动度、肠外表现、并发症及治疗反应等

CD 是一种慢性非特异性炎性肉芽肿性疾病，病变可累及全消化道，但以末端回肠和右半结肠多见，病变在肠道呈节段性或跳跃性分布，可累及肠壁的黏膜层至全层。CD 的肠道症状主要

为腹痛、腹泻、腹部包块及肛周病变，黏液血便较少见，部分患者发病较隐匿，没有明显的临床表现；全身症状有发热、贫血、营养不良；少数 CD 患者可出现肠外表现，包括皮肤黏膜病变、眼炎、肝胆疾病（如原发性硬化性胆管炎）、骨关节病变、血栓性静脉炎、鹅口疮样口腔溃疡等。另外，由于疾病生物学行为特点，CD 患者出现肠梗阻、瘘管形成（包括肠内瘘及肠外瘘）、腹腔脓肿、癌变等并发症的发生率也较高。

CD 病情的全面评估须包括以下方面：临床类型、病变范围、疾病活动度、肠外表现、并发症及治疗反应（主要是指对类固醇的反应：糖皮质激素抵抗或激素依赖）。

关于 CD 的临床分型，蒙特利尔分类（表 8）是目前公认的国际标准。2016 年欧洲 CD 诊断与治疗的循证医学共识意见和 2012 年中国 IBD 诊断与治疗的共识意见（广州）均推荐使用此方法。该标准包括发病年龄、病变部位、疾病行为三个主要参数，因为三者都是影响治疗方案和疾病预后的重要指标。共识认为，有肛周病变、诊断时年龄小、初始治疗需要糖皮质激素者，是预后不良的标志，在诊断 5 年内进展为致残性疾病的风险高。该分型的优势在于尽可能早期预测 CD 并发症和随后需要手术干预的可能性，并强调了疾病的不断变化，即 CD 的行为随着时间的推移，可从非狭窄、非穿透型发展为狭窄或穿透型疾病。

表 8　CD 蒙特利尔分类标准

| 项目 | 分类 | 亚类 |
|---|---|---|
| 年龄 | A1 ≤ 16 岁 | |
| | A2 17 ～ 40 岁 | |
| | A3 > 40 岁 | |
| 病变部位 | L1 回肠末端 | L1+L4 |
| | L2 结肠 | L2+L4 |
| | L3 回结肠 | L3+L4 |
| | L4 上消化道 | |
| 疾病行为 | B1 无狭窄无穿透 | B1p |
| | B2 狭窄 | B2p |
| | B3 穿透（不含肛周穿透） | B3p |

注：L4 上消化道可以和 L1、L2 或 L3 同时存在；p 是指肛瘘或肛周脓肿，可以和 B1、B2 或 B3 同时存在。随着时间推移，B1 也可以发展为 B2 或 B3。

　　在评估疾病的活动性与严重程度方面，目前国际公认的指标是 CD 活动指数（CDAI，又称 Best CDAI，表 9），它在 1976 年由美国 CD 协作组提出，通过对 8 个变量 1 周的观察计分，乘以相应的权重，求得各自的分值，8 项分值相加得出 CD 的活动指数。CDAI 可评估疾病是否处于活动期、疾病的严重程度以及临床疗效（治疗有效被定义为治疗后 CDAI 下降 > 100 分），但由于计算比较复杂，主要应用于科研。1980 年提出的 Harvey-Bradshow 标准（简化 CDAI，表 10）则较为简便、实用，是目前临床上主要采用的标准。历史上还提出过其他一些评分标准，如 Van-Hees 活动指数（表 11），主要根据实验室检查结果计算得出，也有一定的可靠性，但计算较为烦琐，且与 CDAI 分级的一致性并不好，未被广泛应用。

表 9　Best CDAI 计算法

| 变量 | 权重 |
|---|---|
| 稀便次数（1 周） | 2 |
| 腹痛天数（1 周总评，0～3 分） | 5 |
| 一般情况（1 周总评，0～4 分） | 7 |
| 肠外表现与并发症（1 项 1 分） | 20 |
| 阿片类止泻药（0 分，1 分） | 30 |
| 腹部包块（可疑 2 分，肯定 5 分） | 10 |
| 血细胞比容降低值（正常：男 47，女 42） | 6 |
| 100×（1– 体重 / 标准体重） | 1 |

注：总分 = 各分值之和；血细胞比容正常低限可参考国人标准：男 40，女 37。CDAI 评分具体分级如下：CDAI < 150 分为缓解期，≥ 150 分为活动期；其中 150～220 分为轻度，221～450 分为中度，> 450 分为重度。

表 10　简化 CDAI 计算法

| 项目 | 0 分 | 1 分 | 2 分 | 3 分 | 4 分 |
|---|---|---|---|---|---|
| 一般情况 | 良好 | 稍差 | 差 | 不良 | 极差 |
| 腹痛 | 无 | 轻 | 中 | 重 | —— |
| 腹块（医师认定） | 无 | 可疑 | 确定 | 伴触痛 | —— |
| 腹泻 | 稀便每日 1 次计 1 分 | | | | |
| 伴随疾病 | 每种症状计 1 分 | | | | |

注：≤ 4 分为缓解期，5～8 分为中度活动期，≥ 9 分为重度活动期。伴随疾病包括关节痛、虹膜炎、结节性红斑、坏疽性脓皮病、阿弗他样溃疡、裂沟、新瘘管和脓肿等。

表 11　Van-Hees 活动指数

| 变量（$x_1$） | 说明 | 权重（$b_1$） |
|---|---|---|
| 1. 白蛋白（g/L） | | −5.48 |
| 2. ESR（mm/h） | | 0.29 |
| 3. 体重指数 | 10× 体重（kg）/ 身高（m）$^2$ | −0.22 |

续表

| 变量（$x_1$） | 说明 | 权重（$b_1$） |
|---|---|---|
| 4. 腹部包块 | 无 =1 分<br>可疑 =2 分<br>直径＜ 6cm=3 分<br>直径 6 ～ 12cm=4 分<br>直径＞ 12cm=5 分 | 7.83 |
| 5. 性别 | 男性 =1 分<br>女性 =2 分 | −12.3 |
| 6. 体温（℃） | | 16.4 |
| 7. 大便性状 | 成形便 =1 分<br>烂便 =2 分<br>水样便 =3 分 | 8.46 |
| 8. 肠道切除术史 | 无 =1 分<br>有 =2 分 | −9.17 |
| 9. 肠外病变 | 无 =1 分<br>有 =2 分 | 10.7 |
| 常数（$b_0$） | | −209 |

AI= $\sum x_1 b_1 + b_0$

注：AI ＜ 100 为缓解期，100 ～ 150 轻度活动期，150 ～ 210 中度活动期，大于 210 为重度活动期。

　　另外，20% ～ 30% 的 CD 患者可能出现肛周病变，包括肛周瘘管与脓肿、肛周溃疡、肛裂、肛门直肠狭窄、肛周皮赘等。瘘管型 CD 所指的瘘管即包括肛周瘘管以及肠道与和其他脏器或腹壁间形成的瘘管。部分患者发病时仅以肛周病变为临床表现，此时，CDAI 评分无法准确地评估病情。1995 年 Irvine EJ 提出肛周 CD 活动指数（Perianal Crohn's Disease Activity Index,

PCDAI），用于评估肛周病变的活动性，包括引流、疼痛、性活动的限制、硬结和瘘管的类型等指标，有定量评估的优势，但临床应用并不多，且对于青少年患者的性生活无法评价，因此，具有一定的局限性，见表 12。2016 欧洲共识意见中提出，大多数专家在临床实践中将肛周瘘管分为简单性和复杂性瘘管，临床评估（治疗后 > 50% 瘘引流停止）或结合 MRI 检查已足以在日常实践中评价药物或手术治疗的效果。

**表 12  肛周 CD 活动指数**

| 分值 | 分泌物 | 疼痛与活动 | 性生活 | 肛周病变 | 硬结 |
| --- | --- | --- | --- | --- | --- |
| 0 | 从不 | 没有活动受限 | 没有受限 | 没有或仅有皮赘 | 没有 |
| 1 | 少量黏液样分泌物 | 轻度疼痛，没有活动受限 | 轻度受限 | 肛裂或黏膜撕裂 | 较小 |
| 2 | 中等黏液样或脓性分泌物 | 中等疼痛，部分活动受限 | 中等受限 | < 3 个肛瘘 | 中等 |
| 3 | 较多脓性分泌物 | 明显疼痛，明显活动受限 | 明显受限 | > 3 个肛瘘 | 较大硬结 |
| 4 | 粪便污液 | 很疼痛，活动严重受限 | 无法过性生活 | 肛门括约肌溃疡或肛瘘伴皮赘 | 波动或脓肿形成 |

除临床指标的评价外，内镜下病变严重程度也是评估疾病活动度的重要参考指标，其评价标准将在其他章节进行详细论述。

（刘思雪  整理）

# 参考文献

1. 钟英强，朱兆华，幸连春. 活动期溃疡性结肠炎活检黏膜的病理组织学特征、分级及其与疾病程度的关系. 中华消化杂志，2003，23（7）：414-417.

2. 钟英强，朱兆华，幸连春，等. 活动期溃疡性结肠炎活检黏膜的组织学分级与临床分级和内镜分级的关系. 中华消化内镜杂志，2003，20（4）：249-252.

3. 中华医学会消化病学分会炎症性肠病学组. 炎症性肠病诊断与治疗的共识意见（2012 年，广州）. 中华消化杂志，2012，32（12）：796-813.

4. 钟英强，朱兆华，陈为宪. 老年溃疡性结肠炎患者的临床和内镜特点分析. 中国肛肠病杂志，2004，24（7）：29-31.

5. 钟英强，黄花荣，朱兆华，等. 全结肠型与远端型溃疡性结肠炎的临床病理和内镜特点分析. 中华消化杂志，2006，26（4）：232-235.

6. Magro F，Gionchetti P，Eliakim R，et al.Third European Evidence-based Consensus on Diagnosis and Management of Ulcerative Colitis. Part 1：Definitions，Diagnosis，Extra-intestinal Manifestations，Pregnancy，Cancer Surveillance，Surgery，and Ileo-anal Pouch Disorders.J Crohns Colitis，2017，11（6）：649-670.

7. Gomollón F，Dignass A，Annese V，et al.3rd European Evidence-based Consensus on the Diagnosis and Management of Crohn's Disease 2016: Part 1: Diagnosis and Medical Management.J Crohns Colitis，2017，11（1）：3-25.

8. Gionchetti P，Dignass A，Danese S，et al.3rd European Evidence-based Consensus on the Diagnosis and Management of Crohn's Disease 2016：Part 2：Surgical Management and Special Situations.J Crohns Colitis，2017，11（2）：135-149.

# 炎症性肠病的实验室指标评价

在 IBD 的实验室指标评价中，在国际上有较多的评价研究，主要集中在红细胞沉降率、CRP 与粪钙卫蛋白等。虽然它们与 IBD 的活动性有一定的关联，并与治疗效果有关，但临床发现在大部分 IBD 患者中，这些指标虽已恢复正常，但肠道黏膜仍存在活动性炎症表现。经过有效药物干预后，这些指标会很快恢复正常，但这些指标只能短暂反映 IBD 的活动与治疗反应，不能很好地反映 IBD 的自然病程。同时，部分研究认为这些指标异常可预示 IBD 的复发，但它们受影响的因素较多，很难精准预示 IBD 的复发，但会有一定的提示作用。

## 3.UC 的实验室指标没有一种可用于 UC 的确定诊断，但一些指标可判断疾病活动或预测复发

UC 的常见实验室检查包括血液、尿液、粪便常规检查，以及炎症标志物、免疫学、遗传学以及相关病原学检查等，对于

IBD 的规范诊治是非常重要的指标。UC 的诊断必须建立在临床表现、实验室检查、影像学、内镜检查以及组织病理学的综合考虑之上，目前没有一种可靠的实验室指标可用于 UC 的确定诊断，但一些指标可有效地判断疾病活动、鉴别诊断或预测复发，具有重要的临床参考价值。

（1）常规检查

①血常规检查：血常规检查极为方便、快速，能为诊断提供很多线索。UC 患者常存在不同程度的贫血，多表现为小细胞低色素性贫血。贫血的原因主要与肠道丢失及摄食减少有关，还有一部分与治疗药物引起的溶血有关，极少数患者与疾病或药物导致的骨髓造血功能抑制有关。贫血的程度是反映疾病严重程度的指标之一，IBD 活动期白细胞计数多升高，可能与并发细菌感染有关，也可能是应用糖皮质激素的结果；IBD 缓解期白细胞计数可恢复正常，应用一些免疫抑制剂也可能导致白细胞计数下降，因此不能简单地用白细胞计数判断疾病是否活动。UC 患者血小板计数多升高，是炎症引起的非特异性反应性改变，疾病活动期尤为明显，可作为判断疾病活动性的指标，但有部分患者在缓解期仍存在血小板升高，引起血小板升高的原因除与疾病活动有关外，还可能与急性失血及长期应用糖皮质激素有关，不仅血小板数量增加，血小板活化程度也增加，这是 UC 患者血液高凝的原因之一。除此以外，活动期 UC 患者的血小板平均容积（MPV）也明显低于正常，有人认为 MPV 也可作为判断疾病活动的一个

指标。引起 MPV 变小的具体机制尚不明确。

②尿常规检查：尿液检查中用于判断 UC 活动和复发的实验室指标较少，且特异性均较差。尿常规中的尿蛋白是一种非特异性的炎症反应指标。有研究发现，活动期 UC 患者的尿蛋白水平显著高于缓解期患者，而缓解期患者与正常对照组相比无显著差异，且尿蛋白水平可能与疾病活动度有关。尿中蛋白升高的原因，可能与疾病活动时血中多种炎症介质直接作用于肾脏微血管，或炎症介质刺激炎症细胞趋化吸附而引起肾小球炎性改变有关。

③粪便检查：粪便检查对 UC 的诊断和鉴别诊断至关重要，是判断疗效和预测复发的手段。未经治疗的 UC 患者，粪便常规检查往往见到大量的脓细胞和红细胞。红细胞数量增加往往意味着疾病严重或病变肠段增加，若以脓细胞为主，则可能合并细菌感染。粪便隐血阳性说明出血量并不大，肠道炎症不严重。另外，粪便病原学检查也是 UC 鉴别诊断的重要一环，对于初诊的患者，需多次行粪便培养，以排除志贺菌、难辨梭状芽孢杆菌、肠出血性大肠埃希菌、霍乱弧菌、阿米巴、真菌、寄生虫感染等。但有时 UC 合并感染使得鉴别诊断异常困难。

④凝血常规：部分 UC 患者血液处于高凝状态，常出现血小板增加、血浆中凝血因子 V、Ⅶ、Ⅷ增加以及纤维蛋白原增加、血管假性血友病因子（vWF）增加、凝血酶 - 抗凝血酶复合物增加、抗凝血因子水平降低等。与对照人群相比，UC 患者发生栓

塞性疾病的风险至少增加 3 ～ 4 倍，但目前尚无任何一种单一的凝血指标可预测血栓的发生。UC 高凝状态是导致炎症的原因还是继发性改变尚不明确，但多数学者认为高凝状态是肠道炎症的继发反应且不具有特异性。

⑤肝功能、血清白蛋白：活动期 UC 患者常有肝功能异常，表现为转氨酶升高、碱性磷酸酶升高，主要是因为营养不良所致，能够很快恢复。如果转氨酶持续性升高，并伴有黄疸指数升高、胆碱酯酶水平降低等，则应考虑合并肝胆系统疾病。肝功能的变化除与疾病本身有关外，还可能与治疗药物、UC 患者的高凝状态、免疫异常等有关。血清白蛋白水平是反映疾病严重程度的指标之一，多随着疾病活动和进展而逐渐下降，低蛋白血症是因营养不良以及蛋白从肠道丢失所致，持续的低蛋白血症说明药物治疗无效或病情恶化。

（2）炎症标志物

①红细胞沉降率（ESR）：是一种急性期反应标志物，指红细胞在一定条件下下沉的速率，受血浆中各种蛋白的浓度和比例以及红细胞数量和形状的影响。ESR 是预测疾病活动性的良好指标，但除与疾病活动有关外，ESR 还受病变部位的影响，如单纯的直肠溃疡，ESR 可正常，故整体来说，UC 患者 ESR 和 CRP 升高不如 CD 患者明显。另外，ESR 多在机体状况改变 2 ～ 3 天后才能表现出来，不如 CRP 反应灵敏。有研究表示，ESR 与 CRP 在预测疾病活动性上价值相似，临床应用时仅需一个指标

即可。

②C反应蛋白（CRP）：是人体最重要的急性期反应蛋白，半衰期约19小时，故能及时地反映体内炎症变化情况。正常情况下，肝脏产生少量CRP，机体在受到感染（细菌、病毒、真菌、分枝杆菌等病原体）、炎症、应激、组织坏死、创伤、肿瘤等刺激时，其水平均会升高。在UC患者中，除单纯的直肠病变外，CRP的升高与疾病活动度呈正相关。CRP不仅可监测疾病的活动和复发，还可预测需要肠段切除的危险性：经过治疗1年后CRP水平仍高于10mg/L，则在未来4年内发生结肠切除的危险性显著增加。由于CRP的产生不受糖皮质激素、免疫抑制剂及抗生素等药物的影响，故血浆CRP水平可真实地反映病情变化的情况，若经过治疗临床症状好转但CRP仍持续升高，需仔细寻找可能存在的病因。

③粪便钙卫蛋白（calprotectin）：是一种重要的炎症反应蛋白，主要表达于中性粒细胞，占中性粒细胞胞质的60%，具有抑制细菌和真菌的作用，在感染和炎症性疾病时显著升高，是中性粒细胞代谢更新的标志物。粪便中钙卫蛋白是由肠道中性粒细胞释放，反映中性粒细胞通过炎性肠壁迁移至黏膜的程度，其含量是血浆中的6倍，且稳定性好，在常温下可保存1周不被细菌和各种酶分解，极易被检测，可作为肠道炎症的特异性标志物。在UC的诊治中，粪便钙卫蛋白可用于鉴别肠道非炎症性疾病，并能良好地反映UC活性，以及评估药物疗效和预测疾病复发，

因为粪便钙卫蛋白水平与 UC 内镜表现和组织学评分有很高的相关性，并与 CRP 水平呈正相关。它作为 UC 诊断、病情评估、判断疗效和预测复发的重要检查，可有效降低医疗费用并减少患者痛苦。但需注意的是，粪便钙卫蛋白并无特异性，肠道肿瘤、息肉、感染及药物等均可影响其表达水平，临床应用时需综合分析。

④粪便乳铁蛋白：与钙卫蛋白一样，乳铁蛋白（lactoferrin）也是中性粒细胞代谢更新的标志物，它是中性粒细胞次级颗粒的主要成分，具有抑制细菌和真菌的特性，当细胞凋亡时，乳铁蛋白被释放出来。粪便乳铁蛋白也可用于鉴别肠道炎症和非炎症性疾病，并作为监测 UC 疾病活动性、判断疗效和黏膜愈合、预测复发的指标。粪便乳铁蛋白的检测方法简便易行、费用低廉，联合钙卫蛋白检测更有助于 UC 病情的判断。

（3）免疫学检查

①抗中性粒细胞胞质抗体（ANCA）：ANCA 是一组针对中性粒细胞胞质成分的自身抗体的总称，分为胞质型（cANCA）、核周型（pANCA）和不典型型。UC 患者的 ANCA 以 pANCA 为主，由肠黏膜 B 细胞产生，针对的抗原位于中性粒细胞核膜内侧，但与肠腔内细菌抗原存在交叉反应。pANCA 在 UC 中的临床意义主要在于与 CD 的鉴别诊断，大约 65% 的 UC 患者 pANCA 阳性，而 CD 患者中阳性率不到 10%。有研究表明，高水平 pANCA 的 UC 患者行结肠切除术后发生储袋炎的风险增高。但由于 pANCA

敏感性不高，其在 UC 的诊断、评估治疗反应等方面临床意义有限，在我国的 UC 患者中阳性率较低。

②抗酿酒酵母抗体（ASCA）：ASCA 的靶向抗原是酵母菌细胞壁的磷肽甘露聚糖，是第一个被确认的对 CD 具有特异性的抗体，30% ～ 50% 的 CD 患者 ASCA 阳性，而 UC 患者 ASCA 阳性率约 5%。ASCA 联合 pANCA 检测可能更有助于 UC 和 CD 的鉴别。有研究显示，ASCA+/pANCA– 是 CD 的特征，ASCA–/pANCA+ 是 UC 的特征；对于未确定的结肠炎，ASCA+/pANCA– 对 CD 的阳性预测价值约 80%，ASCA–/pANCA+ 对 UC 的阳性预测价值稍差，约 60%。另外，ASCA 阳性的 CD 患者可能更容易表现出严重的临床表型，如出现肛周病变、肠道纤维狭窄、肠穿孔以及术后瘘管形成等。但局限于个别患者，ASCA 敏感性较低，在预测后续病情上作用有限，并不推荐在临床上常规监测。

③其他抗体：抗 OmpC 抗体、抗鞭毛蛋白 CBir1 抗体、抗 I2 抗体是研究较多的另外三种抗体，分别针对不同的细菌性抗原，这些抗体在 CD 患者中可升高，与 CD 疾病表型和预后有一定相关性，但其敏感性也不高，且在 UC 中未发现明确的临床意义。

④细胞因子：包括白细胞介素（IL）、肿瘤坏死因子 α（TNF-α）、细胞黏附分子。IBD 的免疫病理是树突状细胞等固有免疫细胞摄取肠腔内共生微生物的抗原物质，并产生过度免疫应答所造成的结果。促炎细胞因子和抗炎细胞因子都参与了机体的

免疫反应，前者包括 IL-1、IL-2、IL-6、IL-8、IL-12、IL-17、IL-23、IL-27、TNF-α 和 IFN-γ 等，后者包括 IL-4、IL-5、IL-10、IL-13、TGF 等。在 IBD 患者中，细胞因子间的平衡被打乱，大量炎性细胞因子作用于肠道黏膜导致炎症的发生。UC 和 CD 均有专职抗原提呈细胞分泌的细胞因子（IL-6 和 TNF）增加，UC 以 Th2 细胞过度活化为主，而 CD 表现为 Th1 和 Th17 细胞过度激活。

研究显示，UC 活动时，患者体内 IL-1、IL-6、IL-8、IL-12、IL-17 等促炎细胞因子均明显升高，其水平与病变严重程度有关，而 IL-4、IL-10 等抗炎细胞因子水平多降低。

TNF-α 是一种强力的促炎细胞因子，主要由单核细胞和巨噬细胞产生，与多种炎症因子有协同作用。在活动期 UC 患者的外周血血清、外周血单核细胞、肠黏膜组织及粪便中，TNF-α 均明显升高，且升高的水平与疾病严重程度呈正相关。抗 TNF-α 抗体已被美国批准用于中 – 重度糖皮质激素抵抗或糖皮质激素依赖型 UC 的治疗。

细胞黏附分子的主要作用是介导细胞 – 细胞或者细胞 – 细胞外基质相互接触和结合，在炎症反应中可促进多种炎症细胞向炎症部位聚集。在 UC 活动时，患者血清中可溶性血管细胞黏附分子 -1（sVCAM-1）、可溶性细胞间黏附分子 -1（sICAM-1）、选择素（selectins）水平均会升高，疾病缓解期浓度下降。细胞黏附分子也是 IBD 潜在治疗靶点之一。

（4）遗传学检查

遗传学检查主要是确定一些遗传易感基因，目前至少发现 168 个可能的 IBD 遗传易感基因，位于不同的染色体上，但尚未发现能被广泛接受的 UC 遗传易感基因。

## 4. CD 的实验室指标虽不能直接用于 CD 的确诊，但在 CD 的诊断和治疗过程中发挥着不可替代的作用

与 UC 一样，CD 的诊断需综合患者的临床表现、体征、实验室检查、影像学、内镜检查以及组织病理学等多方面的结果，全面的实验室检查虽不能直接用于 CD 的确诊，但可辅助鉴别肠道其他疾病、评估疾病活动度等，在 CD 的诊断和治疗过程中发挥着不可替代的作用。

（1）常规检查

①血常规检查：贫血是 CD 最常见的一种并发症，发生率高于 UC，多表现为轻度的缺铁性贫血，主要是由营养不良引起的铁、叶酸或维生素 $B_{12}$ 缺乏所致，患者通常伴有广泛的小肠病变，尤其是回肠受累。另外，胃肠道病变的慢性失血、铁摄入减少和红细胞生成素分泌不足也是贫血发生的原因。大多数 CD 患者白细胞正常，中重度患者可轻度升高，少数重症患者因合并感染，白细胞可高达 $30 \times 10^9/L$，以中性粒细胞增高为主。因患者长期使用糖皮质激素及免疫抑制剂，均影响白细胞计数，故无法简单地通过白细胞计数来判断 CD 肠道炎症的严重程度。炎症

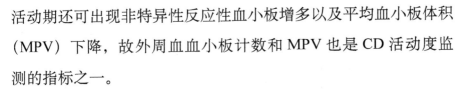

活动期还可出现非特异性反应性血小板增多以及平均血小板体积（MPV）下降，故外周血血小板计数和 MPV 也是 CD 活动度监测的指标之一。

②粪便检查：CD 患者粪便多为糊状或稀水状，镜检一般无红细胞、白细胞，只有病变累及左半结肠及直肠时，可出现 UC 类似的表现。粪便检查如发现有过多的脂肪，则提示有吸收不良。粪便病原学检查也是 CD 鉴别诊断的重要一环，包括细菌培养、阿米巴检查、找寄生虫卵、病毒学检查（MCV 感染）等，对于初诊的患者，需行粪便培养至少 3 次以上。疑诊为 CD 以及患者病情加重时还需做特殊培养，以排除肠道重叠感染难辨梭状芽孢杆菌。

③凝血常规：在 IBD 活动期，由于炎症反应的刺激和血小板的增多，机体凝血系统和纤维蛋白溶解系统出现功能紊乱，导致 IBD 患者出现高凝状态，使血栓栓塞并发症的发生风险比正常对照者高 3～4 倍。研究表明，CD 患者凝血酶原时间（PT）、活化部分凝血酶原时间（APTT）、纤维蛋白原（FIB）都明显升高，且 PT 和 FIB 是炎症活动的预测指标。

④肝功能、血清白蛋白：CD 患者由于肠道病变广泛，营养不良、低白蛋白血症的发生率明显高于 UC 患者。白蛋白可作为疾病严重程度评估的一个指标，也可预估患者的手术风险。还有研究发现，中－重度活动期的 CD 患者对 TNF-α 单克隆抗体的治疗效果与白蛋白水平的高低呈正相关。CD 患者肝功能异常的

发生率约30%，与病情活动度无明显相关性，主要是因为营养不良所致，能够很快恢复。如果转氨酶持续性升高，并有碱性磷酸酶、直接胆红素、谷氨酰转移酶的升高，则应考虑合并自身免疫性肝病的可能。

（2）炎症标志物

①红细胞沉降率（ESR）：是一种急性期反应标志物，在急性炎症、贫血、活动性结核、风湿病活动期、组织细胞坏死、恶性肿瘤等情况下ESR均会加快。在CD中，ESR可广泛应用于疾病活动度的评估、疾病复发的预测和治疗效果的监测。但ESR受病变部位的影响，有研究表明，CD主要累及结肠时ESR与疾病严重度呈正相关，而累及小肠时一般升高不明显。另外，ESR不如CRP反应灵敏，多在机体状况改变2～3天后才能表现出来，炎症缓解时ESR下降也相对滞后。

② C-反应蛋白（CRP）：检测方法简单可靠，能及时准确地反映CD患者的病情活动度和黏膜愈合情况，与CD结肠镜下表现和组织学评分有良好的相关性。在使用TNF单克隆抗体治疗时，CRP水平还是评估治疗效果的良好指标。治疗反应好的患者CRP迅速下降，持续不降的CRP水平提示患者对TNF单克隆抗体治疗反应差。但是，与ESR一样，对于病变主要累及小肠的CD患者，CRP升高并不明显，且与病变严重程度无一致性。

③粪便钙卫蛋白：根据检测方法的不同，粪便钙卫蛋白的正常参考值为50～200μg/g。研究表明，粪便钙卫蛋白鉴别功能性

肠病和器质性肠病的敏感性比 CRP 和 ESR 更好，钙卫蛋白阴性的患者基本可排除 IBD。粪便钙卫蛋白水平与 CD 内镜评分有着明显的正相关性，与黏膜愈合关联性强，预测内镜下疾病活动的阳性预测值 >90%，敏感性明显优于 CRP 和 CDAI，其用于预测疾病复发，可大大减少患者的内镜检查次数。粪便钙卫蛋白的缺陷在于某些病变局限于回肠的患者，粪便标志物水平可在正常范围内，可能与透壁性炎症不完全有关。但是对于绝大部分的 CD 患者，无论病变累及回肠还是结肠，粪便钙卫蛋白均有较好的敏感性。需要注意的是，粪便钙卫蛋白特异性较差，它反映了任何原因所引起的肠道炎症，在肠道肿瘤、息肉、肠道感染、过敏性结肠炎、NSAID 相关性肠炎、乳糜泻等疾病中都会升高。

④粪便乳铁蛋白：是中性粒细胞产生的铁转运蛋白，也具有抑制细菌和真菌的特性，与钙卫蛋白一样被认为是肠道急性炎症标志物，二者临床价值相似。研究显示，粪便乳铁蛋白水平与 CD 活动度及内镜评分相关性高，在 CD 的鉴别诊断、活动性评估、治疗效果监测和预测复发等方面都可起到很好的指导作用。乳铁蛋白在室温下稳定性不如钙卫蛋白，故相关研究和在临床中的应用也不如钙卫蛋白广泛。

（3）免疫学检查

①抗多聚糖抗体：抗多聚糖抗体的靶向抗原是酵母菌和细菌等微生物细胞壁的多聚糖表位，抗酿酒酵母抗体（ASCA）是其中最主要的一种，对 CD 具有高度的特异性，在 CD 患者中阳性

率为 30% ～ 50%。ASCA 阳性的 CD 患者可能更容易表现出严重的临床表型，如出现肛周病变、肠道纤维狭窄、肠穿孔以及术后瘘管形成等。但局限于个别患者，ASCA 敏感性较低，在预测后续病情上作用有限，其与 pANCA 的联合检测在特定的情况下有助于 CD 和 UC 的鉴别诊断。后来又相继发现了抗昆布二糖抗体（ALCA）、抗壳二糖抗体（ACCA）、抗甘露二糖抗体（AMCA），均对 CD 具有较高的特异性，但是敏感性较低。研究显示，约 70% 的 CD 患者至少有一种抗多聚糖抗体为阳性，故抗体的联合检测可能比单独检测更有助于 CD 的鉴别诊断。

②其他抗体：抗 OmpC 抗体、抗鞭毛蛋白 CBir1 抗体、抗 I2 抗体是研究较多的另外三种抗体。OmpC 是一种大肠埃希菌外膜孔蛋白，鞭毛蛋白是一种广泛表达于胃肠道能动菌表面的细菌性抗原，I2 蛋白的 DNA 序列与 CD 患者结肠病变黏膜中分离出来的 ptxR 和 tetR 细菌转录因子具有同源性，所以三种抗体均属于血清抗菌抗体。研究表明，这些抗体在 CD 患者中含量较高，具有较好的特异性，但是敏感性也较低。有研究显示，血清抗菌抗体的数量和程度与疾病的严重程度相关，抗体阳性预示着 CD 患者有更多出现并发症的可能，以发生狭窄和（或）穿透病变和手术为特征。尽管如此，局限于个别患者，目前还不清楚这些高水平标志物的患者是否确实从较强的免疫抑制治疗中获益。抗菌抗体的阳性预测病情变化上作用也有限，目前尚不提倡在临床实践中常规监测。

③细胞因子：包括白细胞介素（IL）、转化生长因子β、肿瘤坏死因子α、细胞黏附分子。IBD 的共同特征是环境（包括感染）等因素作用于遗传易感者，在肠道菌群的参与下，启动了肠道过度或失衡的免疫反应，进而引起病理和临床的炎症表现和过程。在 CD 患者中，树突状细胞等固有免疫细胞对肠腔内的细菌抗原产生应答后分泌大量的 IL-12 和 IL-23，造成 Th1 和 Th17 细胞的过度激活，进而引起 Th1 型免疫应答。在这一过程中，各种促炎细胞因子、趋化因子、细胞黏附分子的表达均显著升高。研究表明，CD 患者炎症肠黏膜组织内 Th1 效应的促炎细胞因子（如 TNF-α、IFN-γ、IL-2 等）和 Th17 细胞分泌细胞因子（IL-17）表达均明显增加。此外，其他促炎细胞因子，如 IL-1、IL-18、IL-6、IL-21、IL-27 等，在 CD 活动期肠黏膜中表达也升高，可进一步放大局部免疫反应。IL-10 是人体内最重要的抗炎细胞因子，CD 患者炎性肠黏膜和肉芽肿组织中 IL-10 的水平明显下降。

转化生长因子β（TGF-β）是一类调节细胞生长和分化的细胞因子，在免疫稳态中发挥着重要的抑制性调节作用，同时也是重要的促纤维因子，在 CD 病变纤维化过程中发挥重要作用，与 CD 狭窄和瘘管形成并发症有关。

TNF-α 在 CD 患者中主要由单核巨噬细胞和分化的 Th1 细胞产生，在炎症反应中起着核心作用，因而成为重要的治疗靶点。血清 TNF-α 水平和 CD 的临床活动性呈正相关，抗 TNF-α 单克隆抗体在 CD 的临床应用中也显示出了良好的治疗效果，各国临床指南均推荐抗 TNF-α 单克隆抗体用于中重度 CD 的诱导缓解和维持缓解治疗，但中山大学孙逸仙纪念医院消化内科的研究资料显示：应用 TNF-α 单克隆抗体治疗 CD 患者 6 周后，会引起血清 TNF-α 水平明显升高，但与 CD 的临床活动性和黏膜愈合无关联。血清可溶性 TNF 受体（sTNFR）是 TNF-α 受体的可溶性形式，有 sTNFR1 和 sTNFR2 两种，具有局限 TNF 活性或稳定 TNF 的作用，研究显示，sTNFR1 和 sTNFR2 在活动性 CD 患者中也明显升高，可作为 CD 活动性评估的指标。

细胞黏附分子的生物学重要功能是介导细胞之间或者细胞与细胞外基质之间相互作用，在炎症反应中可促进多种炎症细胞向炎症部位聚集并激活和释放多种炎症因子。IBD 患者白细胞浸润到肠壁是其最明显的标志，CD 活动时，血清中可溶性血管细胞黏附分子 -1（VCAM-1）、细胞间黏附分子 -1（ICAM-1）和选择素（selectins）均可升高。细胞黏附分子也是 IBD 治疗靶点之一，目前有多种针对细胞黏附分子的单克隆抗体正处于研发阶段，那他珠单抗（抗整合素 α4 抗体）和维多珠单抗（抗 α4β7 整合素抗体）均已得到美国 FDA 许可应用于抗 TNF 单克隆抗体治疗无效的中重度 CD 患者。

（4）遗传学检查

CD 遗传学研究确定了超过 200 个不同的易感基因位点，然而没有一个位点与个体疾病进展风险有足够强的联系而可以作为常规使用。研究表明，微生物的血清学反应性与在其模式识别受体上的遗传学突变有关。*NOD2* 是第一个被确认的 CD 易感基因，大量研究也证实 *NOD2* 的遗传突变与 CD 患者早期发生狭窄并发症而需要手术干预有关，30% 以上的高加索人 CD 患者有 *NOD2* 基因突变，然而中国、日本、韩国等亚洲国家人群中并未发现 *NOD2* 基因的共同变异。同时人们对遗传学标志与药物疗效的关系也进行了大量研究，但目前还没有令人满意的结论。

总之，对于众多的实验室评价指标，各单位可根据自己的实验室条件，选择适当的指标进行评价。

（刘思雪　整理）

## 参考文献

1. Stadnicki A.Involvement of coagulation and hemostasis in inflammatory bowel diseases.Curr Vasc Pharmacol，2012，10（5）：659-669.

2. Dias CC，Rodrigues PP，da Costa-Pereira A，et al.Clinical predictors of colectomy in patients with ulcerative colitis: systematic review and meta-analysis of cohort studies.J Crohns Colitis，2015，9（2）：156-163.

3. Schoepfer AM，Beglinger C，Straumann A，et al.Fecal calprotectin more accurately reflects endoscopic activity of ulcerative colitis than the Lichtiger Index，C-reactive protein，platelets，hemoglobin，and blood leukocytes.Inflamm Bowel Dis，2013，19（2）：332-341.

4. Thomas S，Baumgart DC.Targeting leukocyte migration and adhesion in Crohn's

disease and ulcerative colitis.Inflammopharmacology，2012，20（1）：1-18.

5. Huang S，Yi FM，Zhou R，et al.The utility of platelet，mean platelet volume，and red cell distribution width in the diagnosis of active Crohn's disease and intestinal tuberculosis.Saudi Med J，2013，34（11）：1161-1166.

6. Rubin DT，Mulani P，Chao J，et al. Effect of adalimumab on clinical laboratory parameters in patients with Crohn's disease: results from the CHARM trial.Inflamm Bowel Dis，2012，18（5）：818-825.

7. Reinisch W，Wang Y，Oddens BJ，et al.C-reactive protein，an indicator for maintained response or remission to infliximab in patients with Crohn's disease: a post-hoc analysis from ACCENT I.Aliment Pharmacol Ther，2012，35（5）：568-576.

8. Ponte A，Pinho R，Rodrigues A，et al.Evaluation and comparison of capsule endoscopy scores for assessment of inflammatory activity of small-bowel in Crohn's disease.Gastroenterol Hepatol，2017. pii：S0210-5705（17）30240-6.

9. He C，Zhang J，Chen Z，et al.Relationships of capsule endoscopy Lewis score with clinical disease activity indices，C-reactive protein，and small bowel transit time in pediatric and adult patients with small bowel Crohn's disease.Medicine（Baltimore），2017，96（33）：e7780.

10. Arai T，Takeuchi K，Miyamura M，et al.Level of Fecal Calprotectin Correlates With Severity of Small Bowel Crohn's Disease，Measured by Balloon-assisted Enteroscopy and Computed Tomography Enterography.Clin Gastroenterol Hepatol，2017，15（1）：56-62.

11. Wright EK，De Cruz P，Gearry R，et al. Fecal biomarkers in the diagnosis and

monitoring of Crohn's disease.Inflamm Bowel Dis，2014，20（9）：1668-1677.

12. Prideaux L，De Cruz P，Ng SC，et al.Serological antibodies in inflammatory bowel disease：a systematic review.Inflamm Bowel Dis，2012，18（7）：1340-1355.

13. Gomollón F，Dignass A，Annese V，et al.3rd European Evidence-based Consensus on the Diagnosis and Management of Crohn's Disease 2016：Part 1：Diagnosis and Medical Management.J Crohns Colitis，2017，11（1）：3-25.

14. Guan Q，Zhang J.Recent Advances: The Imbalance of Cytokines in the Pathogenesis of Inflammatory Bowel Disease.Mediators Inflamm，2017，2017：4810258.

15. Kaplanski G.Interleukin-18：Biological properties and role in disease pathogenesis.Immunol Rev，2018，281（1）：138-153.

16. Scharl M，Frei S，Pesch T，et al.Interleukin-13 and transforming growth factor β synergise in the pathogenesis of human intestinal fistulae. Gut，2013，62（1）：63-72.

17. Jostins L，Ripke S，Weersma RK，et al.Host-microbe interactions have shaped the genetic architecture of inflammatory bowel disease.Nature，2012，491（7422）：119-124.

# 炎症性肠病的消化内镜评价

自 2008 年以来，国际上对 IBD 的疗效评价逐渐由临床表现评价转变为追求达到肠道黏膜愈合的评价。目前，在国际上对黏膜愈合仍无统一的评价标准，黏膜愈合通常由内镜结果评判。欧洲克罗恩和结肠炎组织（ECCO）对于 CD 的内镜下黏膜愈合（endoscopic healing，EH）定义为：内镜下无溃疡性病变。中山大学孙逸仙纪念医院消化内科从 2000 年以来对 IBD 内镜下表现与临床表现和病理表现的相关性研究发现，将黏膜愈合定义为：病变黏膜正常化或已瘢痕化，没有明显的内镜下的炎症表现与溃疡。因此，IBD 的内镜下分级评价对 IBD 的科研和临床工作就非常重要，IBD 的肠镜下分级使得 IBD 的内镜下表现和临床疗效评价（黏膜愈合指标）可进行量化。

## 5. UC 的肠镜评价在诊断、鉴别诊断、疗效评价与随访中起重要作用

UC 常累及直肠和结肠，可从直肠向结肠近端逐渐逆行累

及，表现为弥漫、连续性的病变，病变主要累及黏膜层与黏膜下层，很少累及肌层。而结肠镜是 UC 重要的检查和评价手段，除了可以对整个结肠和回肠末段进行检查外，还可以取活检，进行病理细胞学检查与部分病原学检查，但是急性重症患者，例如合并中毒性巨结肠时，不宜或应暂缓结肠镜检查，以免增加肠穿孔等风险。

在结肠镜下，UC 主要表现为肠道黏膜弥漫性的糜烂灶或浅小溃疡，底部可有黄白苔，周围黏膜明显充血水肿，溃疡之间的黏膜血管网模糊或消失，黏膜粗糙呈细颗粒状，质地较脆，可有自发性和接触性出血，可附有脓血性分泌物。在慢性病程患者中，可有假息肉和息肉形成，结肠袋变浅、变钝或消失，肠管狭窄甚至癌变。在缓解期，黏膜可恢复正常或呈白色瘢痕或网状瘢痕化，但可能有黏膜的变薄和萎缩。

UC 以往内镜评分系统：Truelove 和 Witts 评分是国际上较常用的，内镜下评价指标是黏膜总体形态，对内镜下病变缺乏精准的描述，观察者之间差异较大；Sutherland 评分简单易用，内镜下评价指标是渗出、黏膜脆性、出血情况，为主观评分，黏膜愈合定义不明确。

Mayo UC 内镜严重程度评分标准：0 分，正常黏膜或无活动性病变；1 分，呈轻度病变，黏膜红斑，血管网减少，轻度脆性；2 分，呈中度病变，明显黏膜红斑，血管网消失，质地较脆，有糜烂；3 分，呈重度病变，有自发性出血、溃疡形成。但其对黏膜愈合定义不明确，没能反映 UC 的全部内镜下表现，是 UC 的活动程度评价内容之一，且是在较多的 IBD 指南中仍沿用的评价方法之一。

改进的 Baron-Connel-Lennard-Jones UC 严重程度内镜分级：0 级，结肠黏膜正常；Ⅰ级，结肠黏膜血管充血、水肿、血管模糊；Ⅱ级，结肠黏膜有接触性出血；Ⅲ级，结肠黏膜有自发性出血；Ⅳ级，溃疡形成。该方法内镜下评价指标主要是出血情况，便于使用，观察者间差异小，但未评价溃疡的特点，黏膜愈合的定义不明确。

在中山大学孙逸仙纪念医院消化内科根据改进的 Baron 内镜下 UC 活动度分级标准来进行临床研究已 20 多年，这种分级方法虽然在临床研究中起到重要的指导作用，但经过临床实践发现其无法与 UC 的自然病程紧密地联系起来，也不能反映 UC 的全部内镜下表现。同时，越来越多的临床资料发现 UC 患者出现肠管狭窄（由于长期炎症），其发生结肠癌的风险增加。因此，近 10 多年来，中山大学孙逸仙纪念医院消化内科在这种分级的基础上，对 UC 内镜分级进行了改进。

UC 内镜新分级标准：0 级，黏膜正常化或瘢痕化；Ⅰ级，黏膜血管充血、水肿和颗粒状改变，血管网模糊；Ⅱ级，在Ⅰ级基础上，黏膜糜烂；Ⅲ级，在Ⅱ级基础上，有浅小溃疡形成；Ⅳ级，在Ⅲ级基础上，黏膜明显增厚、肠腔狭窄；Ⅴ级，发生中重度不典型增生或癌变（图 1）。

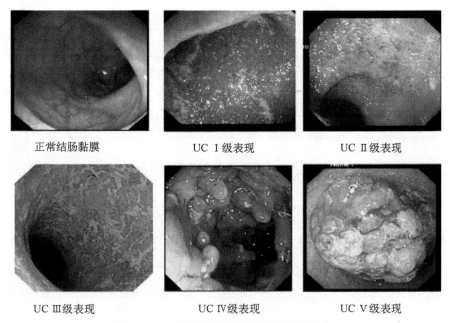

| 正常结肠黏膜 | UC Ⅰ级表现 | UC Ⅱ级表现 |
| UC Ⅲ级表现 | UC Ⅳ级表现 | UC Ⅴ级表现 |

图1　UC 内镜新分级标准（彩图见彩插1）

在上述内镜分级的基础上，还制定了 UC 的疗效判断的内镜评价标准：①黏膜愈合：内镜下分级为 0 级；②黏膜病损缓解：内镜下分级改善大于 2 级；③黏膜病损改善：内镜下分级改善大于 1 级；④无效：黏膜病变无改善，甚至加重。总有效率为黏膜病损愈合率＋黏膜病损缓解率。

关于病变范围和程度的评价是诊断 UC 的重要内容，同时这也与下一步的治疗是选择口服还是局部制剂密切相关。在结肠镜下，根据累及范围主要可分为 E1、E2、E3 三型（表13）。

表13 UC病变范围的蒙特利尔分类

| 分型 | 病变范围 | 结肠镜下所见炎症病变累及的最大范围 |
|------|----------|-----------------------------------|
| E1 | 直肠 | 病变局限于直肠，未达乙状结肠 |
| E2 | 左半结肠 | 累及左半结肠（脾曲以远） |
| E3 | 广泛或全结肠 | 广泛病变累及脾曲以近乃至全结肠 |

在肠镜下确定病变累及范围后，即可根据其分型选择合适的治疗剂型。例如，对于病变局限于直肠和左半结肠炎的E1～E2型UC，局部制剂包括栓剂或灌肠治疗常常能取得良好的效果。而对于病变范围超过结肠脾曲部，甚至全结肠炎的E3型UC，则常常需要联合局部制剂和口服药物治疗。

另一方面，UC病变累及的范围也与异性增生或结直肠癌（colorectal cancer，CRC）等远期风险相关，病变累及的范围越广，患病时间越长，其癌变的风险越高。有资料显示全结肠型UC、10年以上反复或持续发作者，以及UC相关性原发性硬化性胆管炎（PSC），其癌变率较正常人群高出5～10倍。因此，根据UC病变范围及程度，规律地进行结肠镜检查是很有必要的。

一般来说，UC患者在病情稳定后肠镜检查的间隔时间为每1～2年一次。对高危险性的UC应每年复查一次；合并PSC者，每年复查一次；20年以上病程者，应每年复查一次。

即使是完全缓解的病例，仍需要进行定期的内镜随访。因为炎症过后，黏膜的上皮细胞仍会发生变化，如息肉形成等。特别是在缓解的病例中，短期内出现新的溃疡，逐渐扩大者，应注意结肠癌发生的可能。

在内镜随访的过程中，一旦发现上皮细胞有中重度不典型增生、腺瘤性息肉，应尽早在内镜下进行治疗，并要缩短内镜的随访时间。在病变肠段进行多点活检，一旦发现癌变，尽早进行外科手术治疗。

## 6.CD 肠镜的评价在诊断、鉴别诊断、疗效评价与随访中起主要作用

和 UC 相比，CD 病变呈节段跳跃性分布，病变之间的黏膜正常，可累及整个消化道，一般以回盲部受累多见。结肠镜是 CD 重要的检查和评价手段，对于 CD 的诊断、鉴别诊断和病情评价与随访有重要意义。

在内镜下，CD 早期的表现为节段性黏膜炎症、阿弗他 (aphthae)样溃疡或纵行的裂隙状溃疡。阿弗他样溃疡呈小圆形，散在分布，周围无明显炎症改变，随后，病变进一步发展则可出现 CD 较为特征性的改变，即为沿肠管长轴纵行走向的裂隙样溃疡，可被覆黄白苔；窄的纵行溃疡长度可达数厘米至十几厘米不等，少部分较窄而呈线状，溃疡之间的黏膜相对正常。而到病变晚期则出现被纵横交错的裂隙样溃疡分割而呈一块块、结节样隆起的黏膜块，形成典型的鹅卵石样病变。

在慢性病程中还可有假息肉和黏膜桥形成，黏膜桥是溃疡愈合再生过程中残存黏膜形成的改变。跳跃分布的环形的肠管狭窄

也是本病的特征，其中小肠 CD 比结肠 CD 更易出现狭窄。狭窄多由病变肠段肿胀、肠壁增厚或者广泛纤维化所致，但应引起注意的是，一些病程较长的 CD 患者肠道出现癌变也可引起狭窄。此外，易穿孔和瘘管形成也是 CD 特异性的表现。在结肠镜检查时，应注意肛门及肛周有无瘘管、脓肿等，必要时应联合影像学，对瘘管情况进行综合评价。

以往内镜下病变的严重程度可以溃疡的深浅、大小、范围及伴随狭窄情况来评估，相对精准的评估则采用计分法如 CD 内镜严重程度指数（Crohn's disease endoscopic index of severity，CDEIS）或 CD 简化内镜评分（simple endoscopic score for Crohn's disease，SES-CD），但由于耗时，主要用于科研。CDEIS 以往被认为是内镜评价的"金标准"，可重复性好，其内镜下评价指标是深溃疡、浅溃疡和炎症表现，评价方法复杂，对评分者经验要求高，临床使用不方便，黏膜愈合的定义不明确。SES-CD 方法较为简单，与 CDEIS 相关性好，内镜下评价指标为溃疡、炎症、狭窄，SES-CD 总分为所有变量分值之和 $-1.4 \times$ 累及的肠段数量，但验证该评分的研究少，黏膜愈合的定义不明确，具体评分见表 14。

Rutgeerts 评分对于术后复发有预测作用，内镜下评价指标为阿弗他病变、炎症、溃疡、结节与狭窄，只用于术后患者的评价。

表14 CD简化内镜评分

| 变量 | 分值 | | | |
|---|---|---|---|---|
| | 0 | 1 | 2 | 3 |
| 溃疡大小 | 无 | 阿弗他样溃疡（直径＜0.5cm） | 较大溃疡（直径0.5～2cm） | 巨大溃疡（直径＞2cm） |
| 溃疡累计百分比 | 无 | ＜10% | 10%～30% | ＞30% |
| 非溃疡病变累计百分比 | 无 | ＜50% | 50%～75% | ＞75% |
| 狭窄情况 | 无 | 单个，内镜可通过 | 多个，但内镜仍可通过 | 内镜不能通过 |

Burill B.Crohn 将 CD 的病理演变过程分为以下 4 期：①急性炎症期：同一般的炎症表现；②溃疡形成期：在病理过程中，形成典型的 CD 病理改变；③狭窄期：肠管明显狭窄，纤维组织增生为主；④瘢痕与瘘管形成期。这一病理演变过程，充分说明了 CD 的自然病史过程。因此，在此基础上，中山大学孙逸仙纪念医院消化内科就 CD 的内镜下表现提出了新分级：0 级，黏膜正常化或治疗后溃疡白色瘢痕化；Ⅰ级，炎症改变；Ⅱ级，溃疡形成；Ⅲ级，黏膜明显增厚、肠腔炎症性狭窄；Ⅳ级，瘘管、瘢痕狭窄；Ⅴ级，发生中重度不典型增生或癌变（图2）。

在上述内镜分级的基础上，还制定了 CD 疗效判断的内镜评价标准：①黏膜愈合：内镜下分级为 0 级；②黏膜病损缓解：内镜下分级改善大于 2 级；③黏膜病损改善：内镜下分级改善大于 1 级；④无效：黏膜病变无改善，甚至加重。总有效率为黏膜病损愈合率＋黏膜病损缓解率。该评价系统简单，易掌握，重复性好，在推广过程中，受到基层医生的喜爱。

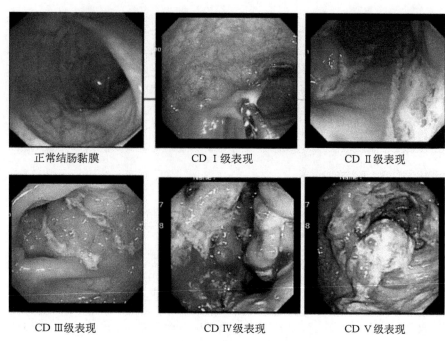

正常结肠黏膜　　　　CD Ⅰ级表现　　　　CD Ⅱ级表现

CD Ⅲ级表现　　　　CD Ⅳ级表现　　　　CD Ⅴ级表现

**图 2　CD 内镜新分级标准（彩图见彩插 2）**

在这个 CD 的内镜新分级中，除了有对炎症、溃疡和狭窄瘢痕评价外，还对不典型增生和癌变进行了评估。据多项基于人群的观察研究，CD 和 UC 一样，随着病程的延长，结肠受累 CD 患者的结肠癌变风险亦会增加，特别是病变广泛者、儿童期发病者、病情长年反复或持续者、长期应用 SASP 或免疫抑制剂治疗者。所以，对于 CD 患者，也应进行定期的内镜监测，以对病情控制和癌变风险评价。

由于 CD 可累及整个消化道，且易出现瘘管形成等复杂情况，因此对于 CD 来说，单纯肠镜的评价是远远不够的，应根据患者的临床表现、实验室检查，联合胃镜、胶囊内镜、小肠镜以及 CT、MR 等影像学检查，才能对 CD 做出一个整体的综合评价。

## 7.CD 的胶囊内镜评价在小肠 CD 的诊断、鉴别诊断、疗效评价与随访中起重要作用

CD 是可累及全消化道的慢性反复发作的免疫性炎症性疾病，约 80% 患者可累及小肠，其中 1/3 患者可只累及小肠。小肠是消化道最长的器官，由于其解剖和生理的特殊性，传统的各种检查手段（如小肠气钡双重 X 线造影）因敏感性和准确性较低，很难对其做出明确诊断。胶囊内镜（capsule endoscopy，CE）的问世，革命性地填补了这一领域的空白。胶囊内镜又名无线胶囊内镜（wireless capsule endoscopy，WCE），为一种直观、全面、准确、简便、安全和无痛的检查小肠疾病的新工具，对发现小肠黏膜异常相当敏感，但对一些轻微病变的诊断缺乏特异性。WCE 在 2000 年由以色列 Given 影像公司生产并且正式面世，并于 2001 年 8 月获美国 FDA 认证，准许运用于临床，2002 年 5 月中国批准应用于临床。胶囊内镜的出现为小肠 CD 的完整诊断提供了条件，有研究提示胶囊内镜对 CD 的检出率高达 70.6%。胶囊内镜检查阴性，倾向于排除 CD；阳性结果需综合分析，且需进一步检查证实。

（1）CD 胶囊内镜常见的评价方法

目前胶囊内镜检查的问题是其对于小肠黏膜炎症病变所累及的范围和严重程度始终缺乏统一的、标准的内镜下量化评价指

标。而对于小肠 CD 患者而言，其内镜下病变严重程度和活动程度的评估是至关重要的。

诸多学者对此进行了研究，目前提出的 CD 胶囊内镜评价指标有如下几种：

Mow 等 2004 年提出，在未使用非甾体类抗炎药的前提下，小肠发现 3 个或以上溃疡即可诊断为 CD，其对 50 例有临床症状的患者行胶囊内镜检查，诊断率达到 60%。Voderholzer 等 2005 年发现，胶囊内镜下见到 10 个以上鹅口疮样溃疡也高度提示 CD。De Bona 等 2006 年将可疑小肠 CD 患者的胶囊内镜下表现分为 3 类：肠黏膜有糜烂、溃疡或结节病变 4 处或 4 处以上为确诊，1 ～ 3 处为可疑，否则为非特异性病变或正常。这些方法只是针对小肠 CD 的诊断方面，但均没能进行定量评价，没能反映疾病的严重程度。

2008 年 Gal 等提出了胶囊内镜 CD 活动指数（capsule endoscopy Crohn's disease activity index，CECDAI）评分：根据胶囊内镜进入十二指肠的时间和到达盲肠的时间（如果胶囊未到达盲肠，则以最后一张图片的时间为准），将全小肠平均划分为近段小肠和远段小肠，再对 2 段小肠分别记录黏膜炎症（A）、病变范围（B）和狭窄梗阻程度（C）病变的分值，按照总分＝(A1×B1 + C1) ＋ (A2×B2 + C2) 的公式得出总分。具体评分标准见表 15。

表 15　CECDAI 评分

| 分值 | A. 炎症评分 | B. 病变范围 | C. 狭窄 / 梗阻 |
|---|---|---|---|
| 0 | 无病变 | 无病变 | 无狭窄 |
| 1 | 轻至中度黏膜水肿、充血、黏膜裸露 | 局灶性病变（＜ 1/3 肠段） | 1 处狭窄 |
| 2 | 重度黏膜水肿、充血、黏膜裸露 | 节段性病变（1/3 ～ 2/3 肠段） | 多处狭窄 |
| 3 | 黏膜出血、黏膜分泌物、阿弗他样溃疡、黏膜糜烂、小溃疡（＜ 0.5cm） | 弥漫性病变（＞ 2/3 肠段） | 完全梗阻 |
| 4 | 中溃疡（0.5 ～ 2cm）、假息肉 | | |
| 5 | 大溃疡（＞ 2cm） | | |

注：每节段分值 = A×B + C；总分 (A1×B1 + C1) + (A2×B2 + C2)，近段 (1)，远段 (2)。

2008 年 Gralnek 等提出了 Lewis 评分：根据胶囊内镜进入十二指肠到盲肠的时间（如果胶囊未到盲肠，则以最后一张照片的时间为准），把小肠平分成三段区域，每一段小肠分别记录绒毛水肿及溃疡的病变数目、病变长度和病变分布，三段中病变数目 × 病变长度 × 病变大小分布，得分最大值和全肠段肠腔狭窄的病变数目 × 病变长度 × 病变大小分布的分值相加，即为最后评分。当 Lewis 评分≤ 135 分时诊断为正常或无临床意义的小肠黏膜炎症（非活动期），当 135 分＜ Lewis 评分＜ 790 分时诊断为轻度黏膜炎症，当 Lewis 评分≥ 790 分时诊断为中至重度黏膜炎症改变。具体评分标准见表 16。

表 16　胶囊内镜的 Lewis 评分

| 参数 | 数目 | 病变长度 | 病变大小分布 |
|---|---|---|---|
| 上段小肠 | | | |
| 绒毛水肿 | 无 -0 | 短节段 -8 | 局灶性 -1 |
| | 有 -1 | 长节段 -12 | 节段性 -14 |
| 溃疡 | 无 -0 | 全小肠 -20 | 弥漫性 -17 |
| | 单发 -1 | 短节段 -5 | < 1/4 肠周 -9 |
| | 少数 -2 | 长节段 -10 | 1/4 ～ 1/2 肠周 -12 |
| | 多发 -3 | 全小肠 -15 | > 1/2 肠周 -18 |
| 中段小肠 | | | |
| 绒毛水肿 | 无 -0 | 短节段 -8 | 局灶性 -1 |
| | 有 -1 | 长节段 -12 | 节段性 -14 |
| 溃疡 | 无 -0 | 全小肠 -20 | 弥漫性 -17 |
| | 单发 -1 | 短节段 -5 | < 1/4 肠周 -9 |
| | 少数 -2 | 长节段 -10 | 1/4 ～ 1/2 肠周 -12 |
| | 多发 -3 | 全小肠 -15 | > 1/2 肠周 -18 |
| 下段小肠 | | | |
| 绒毛水肿 | 无 -0 | 短节段 -8 | 局灶性 -1 |
| | 有 -1 | 长节段 12 | 节段性 -14 |
| 溃疡 | 无 -0 | 全小肠 -20 | 弥漫性 -17 |
| | 单发 -1 | 短节段 -5 | < 1/4 肠周 -9 |
| | 少数 -2 | 长节段 -10 | 1/4 ～ 1/2 肠周 -12 |
| | 多发 -3 | 全小肠 -15 | > 1/2 肠周 -18 |
| 肠腔狭窄（以全小肠计算） | 无 -0 | 不合并溃疡 -2 | 胶囊能通过狭窄 -7 |
| | 单发 -1 | 合并溃疡 -24 | 胶囊不能通过狭窄 -10 |

注：病变数目仅为一处时归为单发，2 ～ 7 处时归为少数，≥ 8 处时归为多发；病变长度 ≤ 10% 肠段归为短节段，11% ～ 50% 归为长节段，> 50 归为全小肠。

（2）胶囊内镜在 CD 中的应用

①胶囊内镜在 CD 诊断中的应用

在疑诊 CD 患者中的应用：研究显示 CE 对疑诊 CD 患者的检测具有较高的灵敏度和高达 96% ～ 100% 的阴性预测值，具有明显的诊断优势。

在确诊 CD 患者中的应用：任何阳性发现均可能影响患者治疗方案和预后，因此，确诊 CD 患者仍需进一步检查，评估病变范围及小肠病变情况。尽管目前尚缺乏前瞻性对照研究来证实 CE 在已确诊 CD 中的作用，欧洲胃肠内镜协会（European Society of Gastrointestinal Endoscopy，ESGE）推荐对已确诊 CD 患者首先行断层成像检查多排螺旋 CT 小肠造影（multidetector computed tomography enterography，CTE）或磁共振小肠造影（magnetic resonance enterography，MRE）评估肠道情况（病变部位和有无肠腔狭窄），但若无明显有诊断价值发现，则建议选用胶囊内镜评估患者小肠情况。

②胶囊内镜在评估 CD 活动度中的应用：胶囊内镜下黏膜病变严重程度可用 CECDAI 评分或 Lewis 评分进行客观定量评价。

③胶囊内镜在 CD 患者治疗疗效评价和随访监测中的作用：通过治疗前后胶囊内镜检查，评估黏膜愈合情况并评价疗效，还可监测对复发的评估作用，但应间隔多长时间复查胶囊内镜，目前无统一的规定。中山大学孙逸仙纪念医院消化内科在临床观察中发现，小肠 CD 的病变诱导缓解较大肠 CD 难，需要较长的时

间，一般需要 4 ～ 6 个月，因此，在此期间间隔复查胶囊内镜较好。

（3）CD 胶囊内镜评价指标的特点

CECDAI 评分没有明确的临界值，但其分值的增加提示黏膜病变严重程度增加。Niv 等以 CECDAI 评估孤立性小肠 CD 患者胶囊内镜下黏膜炎症程度、病变范围和狭窄情况，证实 CECDAI 评分在观察者间具有显著一致性，在不同内镜医师间评分的整体相关性好，但 CECDAI 评分与 CDAI 评分及 IBD 生存质量问卷评分无明显相关性，部分存在小肠和结肠显著病变的患者临床可能只有轻微的症状。

Cotter 等以 Lewis 评分评估小肠 CD 患者胶囊内镜下表现，Lewis 评分的测定显示出很强的观察者间一致性，证实了其对于报告肠道炎症活动性的有效性，可用于孤立性小肠 CD 的诊断、分期、随访和患者治疗方案的评估。但是，Lewis 计分方法烦琐，对于胶囊未能通过全部小肠病例具有一定的局限性，更重要的是该评分仅提供了小肠黏膜炎症改变的程度，未能对炎症改变的病因进行分析，对于完成病因诊断、鉴别诊断小肠 CD 无明显帮助。

在同其他炎症指标相关性研究方面，Koulaouzidis 等认为 Lewis 评分比 CECDAI 评分更能反映小肠炎性反应的严重程度，尤其是在粪钙卫蛋白＜ 100μg/g 时。Koulaouzidis 等研究发现 Lewis 评分和钙卫蛋白水平仅显示中度相关性，而钙卫蛋白水平与疾病炎症程度相关，建议发展一个新的小肠胶囊内镜下炎症程度简化评分。杨黎等发现 Lewis 评分与血清 CRP 呈中度相关，与简化 CDAI 评分呈弱相关，简化 CDAI 评分和血清 CRP 不能完全替代 Lewis 评分用于评估小肠 CD 患者胶囊内镜下病变炎症程度的作用，但血清 CRP 对判断胶囊内镜下中重度黏膜炎症有一定指导价值。在中山大学孙逸仙纪念医院消化内科的临床实践中发现，炎症指标与内镜下表现不平衡，部分患者炎症指标正常，而内镜下仍存在明显的炎症表现。

沈玲燕等认为，在全部患者及胶囊通过小肠组患者中，CECDAI 评分和简化 CDAI 评分有相关性，但在未完全通过小肠组中，CECDAI 评分和简化 CDAI 评分相关性差，故简化 CDAI 评分不能完全代表患者黏膜实际愈合情况，临床上不能仅以简化 CDAI 评分指标评价病情，当简化 CDAI 评分提示病情缓解，拟更改治疗方案时，需及时行胶囊内镜检查以助更好的评价病情活动度。lewis 评分虽和 CECDAI 评分有显著的相关性，但和简化 CDAI 评分相关性差，且 CECDAI 评分系统评价指标相对简单，计算方便，更利于临床医师操作，故认为 CECDAI 评分更适合评估 CD 患者的病情活动。

（4）需要注意的问题与展望

10% 的健康人胶囊内镜检查亦显示存在黏膜破损，服用非甾体类抗炎药及某些其他小肠疾病患者胶囊内镜下可见类似 CD 的黏膜改变。Goldstein 等对正常人群进行了胶囊内镜的检查，将正常人群分成 4 组，分别服用塞来考昔、耐普生、奥美拉唑和安慰剂，观察这 4 组正常志愿者中出现小肠黏膜损伤的概率，结果显示，正常人群中在 2 周内未服用非甾体类抗炎药（non-steroidal anti-inflammatory drugs，NSAID）者，23% 在行胶囊内镜时发现有黏膜破损；2 周后复查胶囊内镜，7% 志愿者服用安慰剂发现有"新"的黏膜破损，而非选择性 NSAID 药物组有 51% 发现"新"黏膜破损，用选择性 NSAID 药物者 14% 出现新的小肠黏膜病变。Graham 等研究显示，2 周内未服用 NSAID 的关节炎患者行胶囊内镜时，17% 有小肠黏膜病变。这两项研究结果表明，CD 诊断要结合临床，而不能单靠镜下的黏膜表现诊断，详尽地了解患者的既往病史和用药史是必不可少的。所以在进行胶囊内镜检查前，应详细询问患者近期的服药史，凡近期服用过 NSAID 者均不宜进行检查。

由于部分 CD 是全肠壁炎症性病变，因而更容易形成肠腔狭窄并引起胶囊滞留，故胶囊内镜在 CD 诊疗中的应用尚存在诸多争议。目前认为在疑诊 CD 患者中，胶囊内镜可在排除肠梗阻和严重肠腔狭窄的情况下使用，而在确诊 CD 患者中，并不作为一线诊断方法。然而有研究显示，胶囊内镜在肠道黏膜病变诊断的灵敏度和准确度上明显优于小肠镜、CTE 及磁共振弹性成像（magnetic resonance elastog-raphy，MRE），适用于疑诊 CD 小肠筛查、黏膜愈合监测及 CD 术后复查等。在小肠受累的 CD 患者中，胶囊内镜滞留的发生率最开始报道为 13%，而随后的报道中仅为 4% ～ 5.6%。文献报道中对于大多数胶囊滞留的患者可通过糖皮质激素保守治疗 1 ～ 2 周可自行排出，约 23.5% 需外科手术干预。对于因小肠狭窄造成胶囊滞留的患者，利用双气囊小肠镜镜下圈套取出胶囊有高达 92%（11/12）的成功率。对于小肠受累的 CD 患者，胶囊内镜可作为一种相对较为安全、准确、耐受度较好的检查方式，可对小肠炎症病变进行有效评估，但如果患者有明显的肠腔狭窄或肠梗阻表现时应避免使用。

中山大学孙逸仙纪念医院消化内科就 CD 的肠镜下表现提出的新分级改良后也适用于胶囊内镜：0 级，黏膜正常化或治疗后溃疡白色瘢痕化；Ⅰ级，炎症改变；Ⅱ级，溃疡形成；Ⅲ级，黏膜明显增厚、肠腔炎症性狭窄；Ⅳ级，瘢痕狭窄；Ⅴ级，结节状可疑中重度不典型增生或癌变。该分级既可进行半定量评价，又可进行疗效评价与随访，更便于操作与掌握，更适用于临床。

## 8. CD 的超声内镜评价在诊断、鉴别诊断与深度愈合评价中有一定的作用

CD 是一种病因尚不十分清楚的胃肠道慢性炎性肉芽肿性疾病，病变特点多见于末段回肠和邻近结肠，呈节段性或跳跃性分布。临床特点主要包括腹痛、腹泻、腹部包块、瘘管形成和肠梗阻。CD 的诊断缺乏金标准，需要结合临床表现、内镜、影像学、病理组织学、生化免疫学检查，行病原学检查排除其他疾病进行综合分析并随访观察后才能确立诊断。影像学检查包括腹

部 CT 及小肠 CT 水成像、腹部 MRI 及小肠 MRI 水成像、小肠造影、腹部 X 线检查等。内镜在 CD 的诊断中占有举足轻重的作用，内镜检查有助于明确 CD 的病变部位、病变范围、病变特点，并有助于与 UC 的鉴别诊断。CD 内镜检查通常包括肠镜、胃镜、胶囊内镜和小肠镜检查。除此之外，超声内镜（Endoscopic ultrasonography，EUS）在 CD 的诊断、鉴别诊断及治疗中亦有一定的作用。

（1）超声内镜

超声内镜是将内镜和超声相结合的消化道检查技术。将超声探头安置在内镜顶端，当内镜插入体腔后，既可通过内镜直接观察消化道腔内形态，同时又可进行实时超声扫描，以获得胃肠道壁的层次结构和组织学特征及周围邻近脏器的超声图像，从而进一步提高了内镜和超声的诊断水平。

（2）超声内镜在 CD 中的应用

①超声内镜在 CD 诊断中的应用：超声内镜下，CD 患者肠道病变特点表现为溃疡处管壁黏膜层缺失，其旁管壁增厚、层次结构清晰、黏膜下层高度增厚、回声增强，这一超声内镜特点结合黏膜活检有助于克罗恩病的诊断。超声内镜下，UC 患者病变肠壁增厚主要是黏膜层增厚，但黏膜下层及固有肌层正常，而 CD 患者肠壁增厚主要是黏膜下层增厚，而黏膜层及固有肌层基本正常。因此根据病变肠道肠壁的超声内镜特点，有助于 CD 与 UC 的鉴别诊断。Ellrichmann 等对 61 例健康对照者及 52 例 IBD 患者

的肠壁进行超声内镜检查，测量其肠壁的总厚度及各层的厚度，发现 61 例健康对照者肠壁的平均总厚度为（1.71±0.02）mm，而 52 例活动期 IBD 患者肠壁的平均总厚度为（3.51±0.15）mm。在活动期 UC 患者，可观察到黏膜层显著增厚，但黏膜下层及固有肌层几乎正常；在活动期 CD 患者，可见到黏膜下层显著增厚，但黏膜层及固有肌层几乎正常 [UC 患者肠壁的黏膜层厚度为（2.08±0.11）mm，而 CD 患者肠壁的黏膜层厚度为（1.32±0.17）mm；UC 患者肠壁的黏膜下层厚度为（1.01±0.08）mm，而 CD 患者肠壁的黏膜下层厚度为（2.01±0.22）mm]。即使是胃十二指肠等上消化道病变的 CD 患者，超声内镜结合黏膜活检亦有助于 CD 与其他疾病的鉴别。刘红春等报道胃十二指肠 CD 患者胃十二指肠病变处超声内镜下表现为胃或十二指肠壁的黏膜和黏膜下层广泛增厚，呈均匀偏高回声，但胃或十二指肠壁结构层次尚清晰。超声内镜可清晰显示胃壁 5 层结构、肿瘤浸润状况及淋巴结转移，有利于鉴别浸润型胃癌、胃淋巴瘤和胃 CD。皮革胃的胃壁 5 层结构完全融合，胃壁广泛增厚，分界不清，呈低回声改变。早期淋巴瘤则表现为第 2 层增厚、浸润，或第 2、第 3 层增厚而结构保留，呈低回声病灶；进展期淋巴瘤呈弥漫性透壁的低回声肿块，胃壁层次融合，病灶处胃壁明显增厚，穿透至浆膜或浸润至邻近结构，而胃 CD 的胃壁弥漫性增厚，但胃壁结构层次清晰，以第 1、第 2 层广泛增厚明显，呈较高回声，而不是低回声。十二指肠球部 CD 亦以黏膜和黏膜下层的偏高回声增厚为特征。

CD 患者可并发瘘管、脓肿等并发症。如何全面及时地发现这些并发症，对于 CD 患者的处理至关重要。CD 患者合并的瘘管常常是复杂性瘘，且复发率高。因此，为了防止出现大便失禁及影响患者的生活质量，准确的解剖评估对于最佳的外科手术治疗是必不可少的。超声内镜检查可对 CD 患者的消化道层次进行清晰的观察，诊断准确率较高。同时，超声内镜能很好地发现瘘管、脓肿等肠外并发症，可为 CD 患者的治疗提供有价值的信息。邱恩祺等对 436 例内镜下疑似 CD 患者行超声内镜（EUS）检查，统计 EUS 诊断结果与临床确诊结果的一致性，其中临床确诊 CD 297 例、非 CD 139 例，EUS 诊断 CD 277 例（其中 17 例临床确诊为非 CD）、非 CD 159 例（其中 37 例临床确诊为 CD），EUS 诊断 CD 的敏感度、特异度和准确率分别为 87.5%（260/297）、87.8%（122/139）和 87.6%（382/436）。另外，297 例确诊 CD 患者中，EUS 下发现黏膜下层血管扩张 40 例，瘘管 13 例，脓肿 5 例，探及管壁外肿大淋巴结 75 例。在诊断 CD 并发的脓肿或瘘管等并发症方面，一些学者进行了超声内镜与核磁共振（MRI）这两种检测方法的比较研究。Orsonip 等报道，在诊断脓肿方面，根据外科探查的结果，直肠内超声内镜的诊断符合率为 86%，而 MRI 的诊断符合率为 59%；在诊断瘘管方面，根据外科探查的结果，直肠内超声内镜的诊断符合率为 89%，而 MRI 的诊断符合率为 48%。因此，有学者认为，在诊断肛周脓肿或瘘管方面，直肠内超声内镜优于 MRI。但 Lew

等认为，超声内镜对于 CD 合并直肠及肛周病变的诊断价值与 MRI 相当，并在处理直肠肛周病变的 CD 患者中可能具有潜在的价值。因此，目前临床学者们认为，直肠内超声内镜和 MRI 被认为是评估原发 CD 肛瘘的最佳选择，具有较高的特异性和敏感性。

②超声内镜在 CD 疾病活动性评估中的应用：CD 疾病活动性的评估手段包括 CDAI（CD 的活动指数）及开普敦指数等症状评分系统、内镜评分、影像学评分及生物学指标评分（如 CRP、ESR、血红蛋白、钙卫蛋白等）。除了这些经典的评分系统，近年发现超声内镜对于 CD 活动性的评估也有一定的作用。陈虹璇等对 10 例临床确诊为活动期 CD 的患者及 10 例同期健康对照者进行 EUS 检查，记录 CD 简易镜下评分（SES-CD），测量病变最重部位的黏膜下层厚度，随访并测量其缓解期相同病变部位黏膜下层厚度，对比 CD 患者治疗前后黏膜下层厚度变化情况，分析黏膜下层厚度与 CD 活动的相关性，计算出黏膜下层厚度诊断 CD 活动性的最佳阈值。结果发现，10 例 CD 患者活动期黏膜下层厚度为（6.48±1.95）mm，缓解期为（2.47±1.08）mm，两者比较差异有统计学意义（$P < 0.01$）；相关性分析显示黏膜下层厚度与 CD 活动指数（CDAI）呈正相关，与 SES-CD 评分呈正相关。对 10 例活动期 CD 患者黏膜下层厚度进行受试者工作特征曲线分析，曲线下面积为 0.985（$P < 0.01$）。当黏膜下层厚度取 3.85mm 作为阈值时，判断 CD 活动性的敏感

度为 100%，特异度为 90%。因此，该作者认为，EUS 测量黏膜下层厚度有助于评估 CD 的活动性，从而有助于指导临床治疗。

③超声内镜在 CD 治疗评估中的应用：超声内镜不仅有助于 CD 的诊断，还可应用于 CD 的治疗中。是否合并瘘管或肛周病变对于 CD 的治疗方案有着极大的影响。对于没有合并瘘管、脓肿、肛周病变或梗阻的 CD，治疗相对容易一些，但对于合并上述情况的 CD，治疗难度及复杂程度大大增加。因此，在确定 CD 的治疗方案前查明患者是否存在上述并发情况就显得非常重要。如前所述，超声内镜在明确 CD 患者是否合并瘘管或肛周病变方面非常有帮助。因此，超声内镜检查影响到 CD 患者的治疗处理决策。Lahat 等报道直肠内超声内镜影响到 86% 的 CD 合并肛瘘患者的处理，并认为超声内镜耐受性好，能提供影像学信息，对治疗的决策有显著的影响。Rosen 等认为超声内镜有助于指导小儿 CD 合并肛周疾病患者的治疗处理。

超声内镜不仅影响到 CD 的治疗处理决策，而且还能监测 CD 的治疗效果，对 CD 的治疗效果进行评估。EUS 对于 CD 并发的肛周及直肠周围疾病的检查可提供详细的信息，且安全、经济，并能用于监测瘘管的治疗反应。采用造影剂的超声弹性成像，根据肠壁血管化定量，可检测 IBD 的疾病活动；根据应变率计算可鉴别 IBD 的不同类型。West 等报道采用 $H_2O_2$ 的三维直肠 EUS 评估环丙沙星对 CD 合并肛周瘘管行英夫利昔单抗治疗的疗效。Wiese 等进行了一项前瞻性随机对照研究，探讨直肠 EUS 指导能否提高阿达木单抗治疗 CD 型肛瘘的疗效。通过比较直肠 EUS 指导下与常规经验处理下采用挂线疗法及阿达木单抗治疗 CD 型肛瘘的疗效，发现在第 24 周时，直肠 EUS 指导组 78%(7/9) 的患者可结束挂线治疗，而常规经验处理组只有 27%（3/11）的患者可结束挂线治疗，说明直肠超声内镜能指导 CD 型肛瘘的治疗处理。

（3）存在的问题与改进

超声内镜在 CD 的诊断、鉴别诊断及治疗中有一定的作用，尤其在发现、诊断 CD 并发的肛瘘及肛周疾病方面具有独特的优势。超声内镜的灵敏度更高，且价格便宜，但作为一种有创伤的检查方法，相对于 CT、MRI 或者超声检查，患者的依从性要差一些。另外，CD 患者除了并发肛瘘及其他肛周疾病外，还可能并发肠内瘘或腹腔脓肿等。如果这些病变不是位于肛周部位，超声内镜对这些病变的发现敏感性则大大降低，而这时腹部 CT 特别是腹部 MRI 增强则具有明显的优势。因此，对于 CD 的瘘管、脓肿及梗阻等并发症，往往需要结合腹部 B 超、腹部 CT 或 MRI、直肠 EUS 以及肠道造影等多种检查相结合的方法来进行检查以明确诊断。除此之外，尽管超声内镜有助于 CD 与其他肠道疾病包括 UC、肠道淋巴瘤等疾病的鉴别，但 CD 的诊断毕竟是一种排除性诊断，单纯依靠超声内镜检查是不可能确定 CD 诊断的，必须结合临床表现、内镜、影像学、病理组织学、生化免疫学及病原学检查排除其他疾病进行综合分析并随访观察后才能确立诊断。

## 参考文献

1. 钟英强，朱兆华，陈为宪，等．活动期溃疡性结肠炎的内镜特点及其与临床的关系．中国内镜杂志，2000，6（4）：7-8.

2. 钟英强，朱兆华，幸连春，等．活动期溃疡性结肠炎活检黏膜的组织学分级与临床分级和内镜分级的关系．中华消化内镜杂志，2003，20（4）：249-252.

3. 钟英强，黄花荣，朱兆华，等．全结肠型与远端型溃疡性结肠炎的临床病理和内镜特点分析．中华消化杂志，2006，26（4）：232-235.

4. 钟英强，林莹，昝慧．电子肠镜在炎症性肠病诊断、治疗和随访中的应用．中华临床医师杂志（电子版），2011，5（4）：952-956.

5. 钟英强，黄花荣，陈其奎，等．肠道溃疡性疾病．北京：人民卫生出版社，2009：197-204.

6. 中华医学会消化病学分会炎症性肠病学组．炎症性肠病诊断与治疗的共识意见（2012 年·广州）．胃肠病学，2012，17（12）：763-781.

7. Ye X, Liu S, Hu M, et al.CCR5 expression in inflammatory bowel disease and its correlation with inflammatory cells and β-arrestin2 expression.Scand J Gastroenterol, 2017, 52 (5)：551-557.

8. Gomollón F, Dignass A, Annese V, et al.3rd European Evidence-based Consensus on the Diagnosis and Management of Crohn's Disease 2016: Part 1:

Diagnosis and Medical Management.J Crohns Colitis, 2017, 11 (1): 3-25.

9. Magro F, Gionchetti P, Eliakim R, et al.Third European Evidence-based Consensus on Diagnosis and Management of Ulcerative Colitis. Part 1: Definitions, Diagnosis, Extra-intestinal Manifestations, Pregnancy, Cancer Surveillance, Surgery, and Ileo-anal Pouch Disorders.J Crohns Colitis, 2017, 11 (6): 649-670.

10. Annese V, Daperno M, Rutter MD, et al.European evidence based consensus for endoscopy in inflammatory bowel disease.J Crohns Colitis, 2013, 7 (12): 982-1018.

11. Hall B, Holleran G, Costigan D, et al.Capsule endoscopy: High negative predictive value in the long term despite a low diagnostic yield in patients with suspected Crohn's disease.United European Gastroenterol J, 2013, 1 (6): 461-466.

12. Pennazio M, Spada C, Eliakim R, et al.Small-bowel capsule endoscopy and device-assisted enteroscopy for diagnosis and treatment of small-bowel disorders: European Society of Gastrointestinal Endoscopy (ESGE) Clinical Guideline. Endoscopy, 2015, 47 (4): 352-376.

13. Rosa B, Moreira MJ, Rebelo A, et al.Lewis Score: a useful clinical tool for patients with suspected Crohn's Disease submitted to capsule endoscopy.J Crohns Colitis, 2012, 6 (6): 692-697.

14. Niv Y, Ilani S, Levi Z, et al.Validation of the Capsule Endoscopy Crohn's Disease Activity Index (CECDAI or Niv score): a multicenter prospective study. Endoscopy, 2012, 44 (1): 21-26.

15. Cotter J, Dias de Castro F, Magalhães J, et al.Validation of the Lewis score

for the evaluation of small-bowel Crohn's disease activity.Endoscopy，2015，47（4）：330-335.

16. Koulaouzidis A，Douglas S，Plevris JN.Lewis score correlates more closely with fecal calprotectin than Capsule Endoscopy Crohn's Disease Activity Index.Dig Dis Sci，2012，57（4）：987-993.

17. Koulaouzidis A，Nemeth A，Johansson GW，et al.Dissecting Lewis score under the light of fecal calprotectin；an analysis of correlation of score components with calprotectin levels in capsule endoscopy.Ann Gastroenterol，2015，28（2）：259-264.

18. 杨黎，戈之铮，高云杰，等.胶囊内镜评分指数与简化克罗恩病活动指数、血清C反应蛋白评估小肠克罗恩病病变活动程度的相关性分析.中华消化内镜杂志，2012，29（3）：126-129.

19. 沈玲燕，杜娟，张冰凌，等.不同胶囊内镜评分指数评估克罗恩病活动程度的相关性分析.中华消化杂志，2015，35（10）：654-658.

20. Esaki M，Matsumoto T，Watanabe K，et al.Use of capsule endoscopy in patients with Crohn's disease in Japan: a multicenter survey.J Gastroenterol Hepatol，2014，29（1）：96-101.

21. Du J，Pan D，Ma P，et al.The clinical characteristic and risk of capsule incomplete and retention in Crohn's disease.Int J Clin Exp Med，2015，8（8）：13482-13490.

22. Mitsui K，Fujimori S，Tanaka S，et al.Retrieval of Retained Capsule Endoscopy at Small Bowel Stricture by Double-Balloon Endoscopy Significantly Decreases Surgical Treatment.J Clin Gastroenterol，2016，50（2）：141-146.

23. Ye X, Liu S, Hu M, et al.CCR5 expression in inflammatory bowel disease and its correlation with inflammatory cells and β-arrestin2 expression.Scand J Gastroenterol, 2017, 52 (5): 551-557.

24. 郭文，张亚历.如何通过黏膜活检和超声内镜提供 IBD 的诊断线索.胃肠病学和肝病学杂志，2012，21 (5): 480-482.

25. Ellrichmann M, Wietzke-Braun P, Dhar S, et al.Endoscopic ultrasound of the colon for the differentiation of Crohn's disease and ulcerative colitis in comparison with healthy controls. Aliment Pharmacol Ther, 2014, 39 (8): 823-833.

26. 刘红春，陈世耀，马丽黎，等.胃十二指肠克罗恩病临床及超声内镜特征.胃肠病学和肝病学杂志，2010，19 (11): 1022-1024.

27. 邱恩祺，郭文，程天明，等.超声内镜对克罗恩病的诊断价值.中华消化内镜杂志，2014，31 (6): 308-311.

28. 李文儒，袁芬，周智洋.克罗恩病肛瘘的影像学诊断.中华胃肠外科杂志，2014，17 (3): 215-218.

29. 陈虹璇，覃山羽，姜海行，等.超声内镜测量肠壁厚度对判断克罗恩病活动性的价值初探.中华消化内镜杂志，2017，34 (6): 400-404.

30. Lahat A, Assulin Y, Beer-Gabel M, et al.Endoscopic ultrasound for perianal Crohn's disease: disease and fistula characteristics, and impact on therapy.J Crohns Colitis, 2012, 6 (3): 311-316.

31. Cârţână ET, Gheonea DI, Săftoiu A.Advances in endoscopic ultrasound imaging of colorectal diseases.World J Gastroenterol, 2016, 22 (5): 1756-1766.

32. Wiese DM, Beaulieu D, Slaughter JC, et al.Use of Endoscopic Ultrasound

to Guide Adalimumab Treatment in Perianal Crohn's Disease Results in Faster Fistula

Healing.Inflamm Bowel Dis，2015，21（7）：1594-1599.

（宋杨达，于　钟，夏忠胜　整理）

# 炎症性肠病的病理学评价

## 9.UC 的病理学评价在诊断、鉴别诊断中起重要作用

UC 主要是肠道黏膜与黏膜下层的结构扭曲、破坏和炎性细胞浸润为特点的慢性炎症过程。UC 的镜下改变主要特点为：①隐窝结构扭曲：包括隐窝分支、扭曲、萎缩和黏膜表面的不规则破坏。②上皮（腺体或隐窝）的异常：杯状细胞减少，黏液分泌减少和潘氏细胞化生。结肠脾曲以远的潘氏细胞化生是特异性较低的指标，但有助于 UC 的诊断。黏液分泌减少实际上是黏膜上皮损伤后再生和修复的改变，也是非特异的指标。③炎性细胞浸润：UC 的炎性细胞浸润为全黏膜性，包括固有膜内炎性细胞增多，基底部浆细胞增多，基底部淋巴细胞增多和固有膜内嗜酸性粒细胞增多。在活动期，有中性粒细胞增多，形成广泛的隐窝炎和隐窝脓肿。在 UC 患者的活检中一般见不到肉芽肿，但是在有

异物、隐窝破裂和黏液溢出时可见到。

UC 治疗后的病理改变：部分活动性 UC 可自行缓解或经治疗后缓解。最初，可见血管扩张减轻，急性炎症和隐窝脓肿消失。在愈合期，上皮再生活跃，上皮的连续性得以恢复，炎症细胞浸润和隐窝脓肿趋于消退，上皮内黏液重新积聚。上皮再生从隐窝基底部和溃疡边缘延伸再生的细胞具有大量细胞质而呈现出合体样外观。再生细胞最初呈扁平状，而后高度逐渐增加，先呈立方形最终变为高柱状。在此期间，上皮细胞尚不分泌黏液。随着上皮细胞的成熟和炎症的消退，高柱状上皮细胞开始分泌黏液，隐窝开始出现分支。随着炎症的消退，淋巴细胞和浆细胞数量减少，并趋向于灶状分布。此时急性和慢性炎症细胞数量不定，也可出现 Paneth 细胞和内分泌细胞。有些患者出现内分泌细胞的增生。黏膜炎症仅表现为固有膜淋巴细胞和浆细胞增多以及在完整的黏膜中偶见隐窝脓肿。黏膜淋巴滤泡数量增加，尤其以远端肠管为甚。消退期的慢性炎症可形成局灶性炎细胞浸润，在活检标本中类似 CD。

Truelove 等根据 UC 患者活检黏膜的中性粒细胞浸润程度对 UC 的病理进行分级。0 级：黏膜固有层无中性粒细胞浸润；Ⅰ级：少量中性粒细胞（< 10 个 /400HPF）浸润，累及少量隐窝；Ⅱ级：多量中性粒细胞（10 ～ 50 个 /400HPF）浸润，累及 50% 以上隐窝；Ⅲ级：大量中性粒细胞（>50 个 /400HPF）浸润，伴隐窝脓肿；Ⅳ级：明显急性炎症伴溃疡形成。中山大学孙逸仙纪念医院消化内科应用该病理分级进行了 10 多年的临床研究，发现其与 UC 的临床严重程度和内镜下分级有一定的关系。

中山大学孙逸仙纪念医院消化内科根据 UC 患者活检黏膜的嗜酸性粒细胞（Eos）浸润的程度进行了分级。0 级：黏膜中无 Eos 浸润；Ⅰ级：Eos 1 ～ 5/400HPF；Ⅱ级：Eos 6 ～ 12/400HPF；Ⅲ级：Eos 13 ～ 19/400HPF；Ⅳ级：Eos 20 ～ 30/400HPF（Eos 胃肠炎：主要浸润在胃和小肠，且黏膜中 Eos>30/400HPF），在临床研究中发现其与 UC 的严重程度相关。

这些病理分级使得 UC 的病理研究有了定量的描述，使得 UC 的病理表现可与 UC 的临床分级和内镜分级进行相关性研究，但它们均未能反映 UC 的全部病理特点，较好的定量评价系统仍有待进一步探讨。

## 10. CD 的病理学评价在诊断、鉴别诊断中起主要作用

CD 黏膜活检标本的组织病理学改变：①固有膜炎性细胞呈局灶性不连续浸润；②裂隙状溃疡；③阿弗他样溃疡；④隐窝结构异常，腺体增生，个别隐窝脓肿，但杯状细胞减少与黏液分泌减少不明显，可见幽门腺化生或 Paneth 细胞化生；⑤非干酪样坏死性肉芽肿，特别是微小肉芽肿较为特征性表现；⑥以淋巴细胞和浆细胞为主的慢性炎性细胞浸润，以固有膜底部和黏膜下层为重，常见淋巴滤泡形成；⑦黏膜下淋巴管扩张；⑧神经节细胞

增生和（或）神经节周围炎。

肠黏膜活检组织可为 CD 的诊断提供重要的线索，需多段（包括病变部位和非病变部位）、多点取材。如活检组织中炎症性病变不连续，常表现为伴有中性粒细胞浸润的隐窝（即急性隐窝炎）与组织学正常的隐窝相邻并交替分布。典型的早期病变是以局灶性肠黏膜表面上皮坏死为特点的口疮样糜烂或溃疡，常伴随着慢性混合性炎症细胞浸润，有时也与坏死灶下方的淋巴细胞聚集灶有关。其他典型的组织学改变还包括来源于同解剖部位的数块标本或甚至同一活检标本之间的炎症反应亦分布不均。受炎症性病变累及的肠段表现为慢性隐窝损毁性肠炎，而相邻隐窝可能会看起来完全正常。上皮样肉芽肿并不常见，如果存在，常形成不良，且与慢性炎症相关。

CD 的诊断没有金标准，但裂隙状溃疡、非干酪样坏死性肉芽肿（特别是微小肉芽肿）、炎症以固有膜底部和黏膜下层为重这三点是 CD 较为特征性的病理改变。

CD 黏膜活检标本病理诊断难度较大，需结合临床、内镜和组织病理学表现综合考虑。非干酪样坏死性肉芽肿仅见于 30% ～ 60% 的病例，肉芽肿的特征（密度、大小、排列等）对 CD 的诊断及其与肠结核的鉴别有一定帮助。

CD 手术切除标本病理诊断难度较小，标本要求沿纵轴切开（肠系膜对侧缘），手术切除肠管，连同周围淋巴结一起送病理组织学检查。CD 主要需与肠结核鉴别，有时鉴别有一定困难，可行抗酸染色或 PCR 检测结核分枝杆菌 DNA 以协助鉴别诊断，但抗酸染色阳性率不高。手术切除标本的大体表现包括：①节段性或者局灶性病变；②融合的线性溃疡；③卵石样外观、瘘管形成；④肠系膜脂肪包绕病灶；⑤肠壁增厚和肠腔狭窄等特征。手术切除标本的镜下病理可发现：①肠壁和肠系膜淋巴结无干酪样坏死；②镜下特点：a.节段性病变，全壁炎；b.裂隙状溃疡；c.黏膜下层高度增宽（水肿、淋巴血管扩张，纤维组织、淋巴组织增生等所致）；d.淋巴样聚集；e.非干酪样坏死性肉芽肿；f.肌间神经节细胞、神经纤维增生和神经节周围炎。

内镜下病变的严重程度和炎症标志物如血清 CRP 水平亦是疾病活动性评估的重要参考指标，内镜下病变的严重程度可以溃疡的深浅、大小、范围以及伴随狭窄情况来评估。在生物制剂治疗的时代，深度缓解（即临床症状缓解且内镜下黏膜愈合）已成为 CD 治疗的新目标。依据我国炎症性肠病诊断与治疗的共识意见，临床缓解定义为 CD 活动指数（Crohn's disease activity index，CDAI）＜150 分。依据内镜（包括结肠镜、小肠镜和胶囊内镜）检查结果判断黏膜愈合，即内镜下不存在任何形态的溃疡，包括阿弗他样溃疡。CD 治疗后的病理改变：黏膜结构仍可存在异常，炎症细胞浸润明显减少，黏膜部分修复或瘢痕性修复。应用 CD 的病理变化进行 CD 的深度愈合评价与临床要求相距甚远，没有肯定意义的标准，仍需要进一步的深入研究。

Crohn 对 CD 的病理演变过程进行了分期描述：急性炎症期

同一般的炎症表现；溃疡形成期在病理过程中，形成典型的CD病理改变；狭窄期肠管明显狭窄，纤维组织增生为主；瘢痕与瘘管形成期。这一病理演变过程，充分说明了CD的自然病史过程，与临床和内镜具有一定的相关性。由于CD是一组异质性疾病，病理变化较大，目前仍没有一个定量分级对其进行统一的描述。

## 参考文献

1. 中华医学会病理学分会消化病理学组筹备组，中华医学会消化病学分会炎症性肠病学组. 中国炎症性肠病组织病理诊断共识意见. 中华病理学杂志，2014，43（4）：268-274.

2. 钟英强，朱兆华，陈其奎，等. 柳氮磺胺吡啶对溃疡性结肠炎病理学特征和分级的影响. 中华消化杂志，2003，23（1）：23-26.

3. 钟英强，朱兆华，幸连春. 活动期溃疡性结肠炎活检黏膜的病理组织学特征、分级及其与疾病程度的关系. 中华消化杂志，2003，23（7）：414-417.

4. 钟英强，朱兆华，幸连春，等. 活动期溃疡性结肠炎活检黏膜的组织学分级与临床分级和内镜分级的关系. 中华消化内镜杂志，2003，20（4）：249-252.

5. 钟英强，黄花荣，曾志勇，等. 嗜酸性粒细胞分级在活动期溃疡性结肠炎严重性评价中的应用. 中华消化杂志，2004，24（9）：559-560.

6. 中华医学会消化病学分会炎症性肠病学组. 炎症性肠病诊断与治疗的共识意见（2012年广州）. 胃肠病学，2012，17（12）：763-781.

7. Elizabeth A.Montgomery，Lysandra Voltaggio，主编. 周晓军，朱明华，夏

成青，等主审．樊祥山，石卫东，主译．消化道黏膜病理活检解读．2版．北京：北京科学技术出版社，2016：158-160.

8.刘娟，钟英强．克罗恩病//钟英强，黄花荣，陈其奎，等．肠道溃疡性疾病．北京：人民卫生出版社，2009：167-196.

9.钟英强，林莹，昝慧．电子肠镜在炎症性肠病诊断、治疗和随访中的应用．中华临床医师杂志（电子版），2011，5（4）：952-956.

（王　林　整理）

# 炎症性肠病的深度愈合评价

## *11.* 超声在 IBD 深度愈合评价中的作用已引起关注

（1）常规肠道超声检查

对于检查前患者准备的要求，各家报道不一，通常情况下检查前至少禁食 4 小时，以减少肠道蠕动和肠腔内气体。对于肠道内气体含量多的，可以使用轻泻剂、肠道清洗以及服用解痉剂可以获得较好的观察效果。

超声检查探头频率通常为 3.5 ～ 14MHz，先用 3.5 ～ 5MHz 的探头扫查总揽全局，然后用 7.5 ～ 14MHz 的探头对可疑病变段肠管进行细节扫查，能获得更好的对比度分辨率，可以观察肠壁厚度、分层、腔内情况、有无狭窄及扩张、肠管蠕动等。

超声表现：CD 和 UC 均属于炎性肠病，两者的超声表现有一定的共通之处，但由于其病理特点的不同，在超声上也有不同。

CD 最常用的诊断指标之一为肠壁增厚＞ 3mm 或≥ 4mm，肠壁僵硬，这主要是由于炎症水肿及纤维化造成（图 3，图 4）。

其他一些主要征象包括：①肠壁层次改变或消失：正常肠壁超声下分5层，最内为强回声黏膜层，向外依次为低回声黏膜肌层，强回声黏膜下层，低回声肌层，强回声的浆膜层。CD急性期由于水肿及炎症浸润而各层界限消失，主要表现为低回声。慢性期，肠壁分层可以出现，但层次减少，主要表现为强回声，提示纤维化。②深溃疡形成：黏膜下层的强回声界限中断。③肠壁微血管增多：在能量多普勒和超声造影上能观察到肠壁信号较正常肠管增强。④肠蠕动改变及结肠袋消失：急性期肠蠕动亢进，慢性期则减弱，慢性期纤维组织增生使结肠袋消失。⑤肠腔狭窄：急性期和慢性期均可有狭窄，超声可见狭窄近端肠腔扩张。⑥肠系膜改变：肠系膜因纤维脂肪组织增生而增厚，回声增强，肠壁外缘不规则，并可见多个无回声或低回声反应性增生淋巴结肿大。⑦脓肿、瘘管形成。

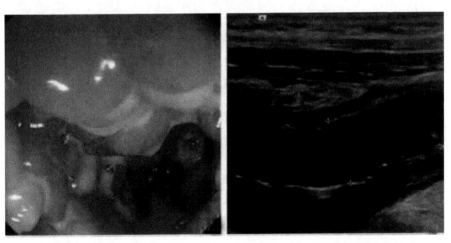

图3　CD活动期内镜检查及超声声像图（肠壁厚约12.0mm）（彩图见彩插3）

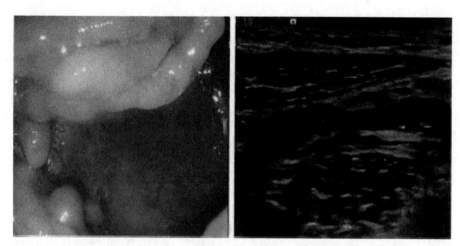

图 4　CD 缓解期内镜检查及超声声像图（肠壁厚约 3.0mm）（彩图见彩插 4）

UC 最常见的表现也是肠壁增厚，可能由于 CD 大部分是全肠壁炎症，其肠壁厚度可以超过 6mm，而 UC 主要病变在黏膜与黏膜下层，较少累及肌层，肠壁超过 6mm 罕见。其他 CD 与 UC 的鉴别点包括：①肠壁的层次在超声图像中仍然存在，因为 UC 的病理改变主要是表浅黏膜的炎症而不是跨肠壁病变；②肠管外壁不规则并有较多强回声的脂肪组织多见于 CD，这与 CD 患者促结缔组织生长因子增多有很好的相关性；③使用彩色多普勒或能量多普勒观察肠壁血流信号在 CD 上更丰富；④ CD 患者肠系膜淋巴结肿大更多、更常见。

常规肠道超声检查的优点：无放射性、对患者无损害，操作简单；缺点：即使做好肠道准备工作，仍可能因为肠腔内残余内容物以及肠管内气体而影响对肠壁结构的观察。该方法是观察 IBD 的超声基础检查方法，许多新的超声检查方法都在此方法上改进，从而更利于诊断。

（2）口服对比剂的肠道超声检查

近期有报道采用口服不可吸收的无回声对比剂如聚乙二醇（polyethylene glycol，PEG），可以使肠腔充盈，更好地显示肠壁结构，降低不同观察者间对 IBD 诊断的差异率。有学者通过鼻-空肠灌肠管注入阴性对比剂进行经腹超声检查，该方法的灵敏性与传统超声、小肠造影等方法相比无统计学差异，并且避免了辐射，对需长期监测病变的患者价值颇大。也有学者尝试经直肠注入温水即所谓超声水造影充盈扩张肠道，减少气体干扰，从而更清晰地评估细小病变。具体扫查方法与传统肠道超声无异，但其对肠壁层次结构的观察明显优于常规肠道超声，对常规肠道超声显示不明确的病灶，其诊断更明确、可靠，但如果采用灌肠等方法又受到患者耐受程度的限制，因此常常选择性应用于能耐受的患者。

（3）能量多普勒超声检查

能量多普勒超声检查前准备及扫查方法同常规超声。对可疑区域完成常规扫查后，进入能量多普勒超声显示模式，观察可疑区域的血供情况。

有学者通过建立半定量肠壁血管化程度观察 IBD 的活动性。Heyne 等及 Drews 等运用 Limberg 分型将能量多普勒观察到的肠壁厚度联合其血管化程度分为 5 型。Limberg 0：正常肠壁；Limberg 1：肠壁增厚；Limberg 2：肠壁增厚并有较短的血管出现；Limberg 3：肠壁增厚并出现较长的血管；Limberg 4：肠壁增厚且出现能与肠系膜相连的长血管。分级越高，表示疾病越活跃（图5，图6）。

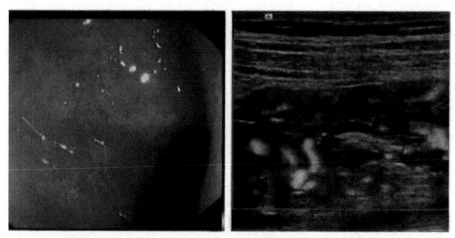

图5　UC活动期内镜检查及能量多普勒声像图（彩图见彩插5）

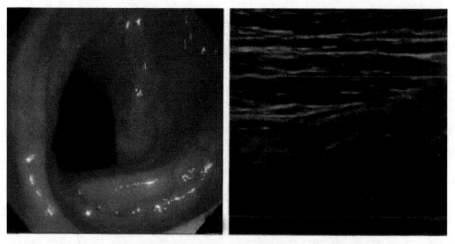

图6　UC缓解期内镜检查及能量多普勒声像图（彩图见彩插6）

优点：能量多普勒能观察肠壁微小血流，不受流速、血管方位、声速角度的影响，有利于末梢血流、低速血流信号的显示，从而评估肠壁血管密度。除了观察肠壁血管化程度，能量多普勒也可以评估 IBD 患者的一些并发症情况，如确定瘘管走行，区分脓肿和腹腔肿块等。缺点：不能显示血流方向、速度快慢及性质，如果能量阈值调节不当会引起伪像，阈值过高致使一些低流量、低速血管不能显示，过低则可能出现非血流性的着色。

（4）静脉注射对比剂超声造影检查

超声造影检查采用的造影剂有由氟碳类物质制成的微球、乳剂和脂质体（如 Sono Vue）及包裹空气或氟碳类气体的多聚体（如 Sonavist），这些造影剂中的微泡直径约 2.5μm，在血液中平均存在约 12 分钟后溶解，通过呼吸呼出。

通常先进行常规肠道超声扫查，定位病变段肠管，然后将造影剂注入静脉内，进入造影模式观察感兴趣区的血流灌注情况，同时使用量化分析软件（如 Qontrast），获得感兴趣区超声信号强度变化图，计算出时间强度曲线，再转化为各种参数曲线，得到多种参数，如信号峰值强度（peak of the signal intensity，PEAK）、达峰时间（time-to-peak，TTP）及局部血流量（regional blood volume，RBV），最后定量评估各种参数变化来评估病情。

有学者发现病变肠壁可以出现三种不同的强化方式：黏膜下层为主的强化，从黏膜下层开始的全肠壁强化以及从浆膜外血管开始的由外向内的全肠壁强化（图 7）。这三种强化方式与 CD 处于活动性息息相关，且与 CDAI 有较好的相关性。也有学者采用软件定量分析造影后各项参数，如 PEAK、TTP 及 RBV 变化情况判断 IBD 肠壁血管化程度，CD 患者以上三种参数均显著高于正常志愿者。研究者认为这种定量方法在判断肠壁血管化程度上更精确，能排除不同观察者间经验等主观因素影响，可操作性及重复性强。

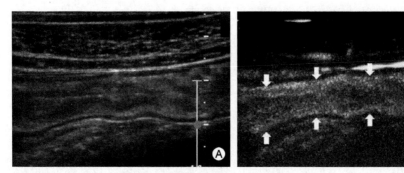

**图 7　CD 活动期常规超声及超声造影声像图（彩图见彩插 7）**

A：常规超声显示：受累肠壁黏膜下层增厚及回声减低；B：超声造影显示：黏膜层及黏膜下层的回声增强

还有其他的超声技术也应用于 IBD 的检测中。比如，有学者尝试将超声弹性成像技术应用于 IBD 检测中，认为可以为 IBD 的诊断提供一定的帮助。超声弹性技术是近年来发展的新技术，通过检测观察目标的硬度信息评估其性质。我们相信，随着超声技术的发展，将为临床提供更好、更为安全、更为准确的检查手段，也可更好地判断 IBD 的深度愈合。

## *12.* MRI 在 IBD 深度愈合评价中的作用已被肯定

（1）评价方法介绍

由于 CD 的诊断是综合性的，需结合临床表现、病理及生化检查、内镜及影像学检查多种手段。因此，影像学的检查在 CD 诊断、疾病的活动性评估及治疗后的反应中起着重要作用。影像学检查中目前最常用的是腹部 CT（包括小肠 CT 水成像）和 MRI。随着 MRI 技术的发展，MRI 在消化道的应用逐渐增多。对于 CD 患者，由于 MRI 可很好地显示肠壁的增厚分层、肠腔狭窄、肠系膜受累以及肠外并发症，并可对疾病的活动程度进行有效的判断，同时由于 CD 往往需要多次检查，与 CT 检查比较 MRI 无辐射损伤，可以反复进行检查，故 MRI 将逐渐成为 IBD 主要的影像学检查手段。2006 年以来，MRI 在 CD 中的应用迅速提高。

由于 CD 有节段性和跳跃性分布的特点，虽好发于回肠末段和邻近结肠，但肛门区也经常受累并形成肛瘘。不同部位 MRI 的检查方法也有所不同。

① 小肠及结肠的病变：主要用 MR 小肠水成像（MR enterography or MR enteroclysis，MRE）评价，需使用肠道对比剂。MR 胃肠道显像的对比剂分为阳性、阴性和双相对比剂三种。阳性对比剂在胃肠腔内呈高信号，如钆剂溶液；阴性对比剂在胃肠道内呈低信号，包括超顺磁性、抗磁性和气体三类；水性溶液是 MR 胃肠道显影较理想的双相对比剂，在 T1WI 图像上呈低信

号，T2WI 图像上呈高信号。患者检查当日空腹，检查前一小时开始分四次共口服 1500 ～ 2000ml 肠道充盈剂，为等渗溶液。常用的有两种：一种是 2.5% 甘露醇口服液（将 20% 的甘露醇加入相应量的温水中配置）；另一种为复方聚乙二醇（polyethylene glycol，PEG）混合液（每 1000ml 混合液由复方 PEG 电解质散溶于 1000ml 温水配置而成）。扫描前 10 分钟注射山莨菪碱注射液 20mg（有禁忌证者除外），以减少胃肠道蠕动。

MR 的扫描序列包括轴位 T1W/SE、T1W/SPIR、T2W/TSE，冠状 T2W/SPIR、MIP/3D 水成像、弥散加权成像（diffusion-weightedimaging，DWI）和增强扫描。

②肛门部病变：主要是肛瘘的评价，患者无需特殊准备。MRI 检查可通过体表相控阵线圈和直肠内线圈进行。后者由于应用不便，在诊断上也无明显优势，极少使用。扫描时定位线分别垂直、平行于肛管径线，基本扫描序列包括 T1WI 和 T2WI 的常规序列、T2WI 的脂肪抑制序列及 T1WI 增强扫描（不同厂家的 MR 设备，其序列名称也不同）。也有文献报道在 3.0T 的 MR 上采用 3D 序列可提高对内外口及瘘管的显示率。

（2）评价方法的应用

1）小肠及结肠的病变：CD 常见的 MRI 表现为：肠壁的增厚、僵硬，黏膜皱襞的紊乱或消失，肠系膜血管和脂肪的增生，瘘管、窦道和脓肿的形成等。瘘管、窦道和脓肿等并发症在 T2WI 上呈高信号，呈线样或管状，由一段肠管延伸至另一段肠管、腹腔内或另一器官，甚至发生外瘘，延续至体外，造成局部皮肤的缺失及瘘口附近组织的高信号改变，显示较为敏感，在 T1WI 上呈低信号，增强扫描明显强化。MRI 还容易检出肠外的病变，如硬化型胆管炎，该病在 IBD 中的发病率约 4.5%，用 MR 胰胆管成像（MRCP）可进行准确的评价。

由于 CD 反复发作，急、慢性病变常共存，因此 MRI 诊断 CD 的活动性以及纤维化的程度方面还存在着争议，目前还没有金标准，但 MRI 仍被认为是区别活动性病变和纤维化的最好方法。对活动性病变，MRI 诊断的敏感度和特异度分别是 87.5% 和 79.3%（CT 检查相应的分别是 100% 和 62.1%）；对纤维化，MRI 诊断的敏感度和特异度分别是 57.1% 和 82.1%（CT 检查相应的分别是 42.3% 和 67.9%）。MRI 明显高于 CT，这也直接关系到患者治疗方式的选择。当纤维化和活动性病变并存时，活动性病变的诊断应放在首位，因为这种情况通过药物治疗可逆转。

CD 急性活动期的 MRI 征象有：

① 肠壁增厚，厚度大于 3mm，T2WI 压脂像信号明显增高。

② 注射对比剂后早期黏膜强化明显，随后肠壁全层强化；黏膜早期强化的原因是由于黏膜的炎症反应造成的。

③ 溃疡和瘘管的存在：在 T2WI 最容易显示，T1WI 增强后表现为明显强化。

④ 肠系膜淋巴结反应性增大（淋巴结短径大于 5mm），增强后均匀强化。在弥散（diffused weighted imaging，DWI）上显示

为弥散受限，表现为高信号。

⑤ 高 b 值的 DWI 序列在小肠 CD 的检出和量化上开启了一个新的空间，对成人诊断的敏感度为 95%，特异度达到 82%。炎症活动期病变的弥散受限，可能与肠壁黏膜层和黏膜下层炎性细胞浸润、肉芽组织增生，导致细胞外间隙的缩小，限制了水分子在肠壁的扩散有关。Neubauer 等报道 DWI 联合 T2WI 序列检出活动性 CD 的能力等同于增强扫描，甚至可代替增强扫描，从而缩短患者的检查时间。

CD 慢性纤维化期的 MRI 征象有：肠壁增厚，增强后肠壁强化均匀，在 T2WI 序列增厚的肠壁呈低信号，肠管的狭窄和梗阻也比较常见。此期抗炎效果不佳，往往需手术切除梗阻段肠壁或实施狭窄松解术。由于 CD 纤维化沉积主要发生在肠壁的深层，形成一种致密的组织，水肿不明显，同正常黏膜比较纤维化组织血管的数量减少，管径也减小，故同富含血管和水肿的炎症反应相比，它的强化会延迟，因此，该指标也被倾向于作为纤维化量化的指标。

有研究者采用 MRI 增强后早期（70 秒）和晚期（7 分钟）肠壁的强化程度比较，来评价病变的纤维化程度。研究中将 CD 患者肠壁的强化模式分为五种：黏膜层明显强化、分层状强化（黏膜、黏膜下层及浆膜层强化，中间肌层为低强化）、肠壁整体均匀强化和渐进性强化（70 秒时肠壁深层不强化，7 分钟时肠壁均匀强化），病变的活动性 T2WI 高信号，黏膜强化，出现溃疡，病变区边缘模糊或不规则等参数之间有显著的相关性。病变的纤维化程度与下列参数密切相关：7 分钟与 70 秒比较强化增加的百分比可判断轻中度及重度纤维化。7 分钟时的强化模式为管腔狭窄。

准确评价 CD 患者肠壁的纤维化程度具有治疗意义，有助于患者治疗方法的选择。如进行药物治疗或手术治疗，同时可评价抗纤维化药物的疗效。CD 的纤维化往往是肠壁全层均发生，而内镜活检所获得的组织往往是黏膜层和黏膜下层，并不能代表肠壁全层的情况，故 MRI 评价 CD 的活动性及慢性纤维化的分级更为准确。

2）肛门部病变：肛瘘是 CD 最常见的肛周病变，在 CD 疾病过程中，有 17%～43% 的患者并发肛瘘，且多为复杂性肛瘘，治疗困难，复发率高，严重影响患者的生存质量。影像学检查是评估 CD 肛瘘的重要手段，可以明确诊断、准确分型、辅助制定最合适的治疗方案和进行疗效监测。MRI 检查在该方面具有较高的特异性和敏感性，被认为是最佳的评价方法之一。肛瘘检查中，MRI 软组织分辨力高，能直接多平面成像，清晰显示瘘管的内口、外口及走行以及与括约肌的关系。以往的研究显示，按照肛瘘的 Parks 分型法，MRI 术前分类与手术结果基本一致。

肛瘘的 MRI 表现：T2WI 上瘘管和脓肿呈高信号，在脂肪抑制序列尤其明显，是显示瘘管较敏感的序列，可在横断、矢状位、冠状位上分别显示，具有较高的诊断价值。常规 T1WI 显示病变能力有限，瘘管呈等或低信号，合并出血时信号可增高；增强后瘘管的强化程度与炎性活动的强弱有关，活动性强则瘘管壁强化明显，纤维化时强化明显减弱。

随着 MRI 技术的发展，磁共振弥散加权成像（DWI）开始应用于肛瘘的检查。DWI 属于磁共振功能成像，是无创性检测活体组织中水分子扩散的唯一方法，能检测组织中自由水限制性扩散的程度。组织中自由水扩散越受限，DWI 信号越高。瘘管和肛周脓肿的脓液中由于富含大量细菌、炎性细胞、细胞碎屑和蛋白复合物，具有高度黏滞性，限制了水分子的随机运动，使之扩散受到明显限制而呈现为高信号，与肛周组织形成明显对比。已有的研究表明，DWI 序列对肛周脓肿的显示较 T2WI 脂肪抑制更为敏感。DWI 序列与 T2WI 脂肪抑制结合，对肛周脓肿的显示较单一序列更为敏感和准确。

由于 CD 在肠道的病变往往不局限于一处，因此在评价 CD 肛瘘的同时，应对全消化道进行综合评价，结合肠镜、超声内镜、CT 和 MR 小肠造影等对疾病的侵犯范围和程度的评价会更加全面。

（3）存在的问题与改进

随着 MRI 技术的发展，临床对 CD 的诊断能力也逐渐在提高。如 3T MRI 的应用可减少伪影，缩短扫描时间，提高分辨率，有助于更早期的发现病变；也不断有新的序列用于检测肠壁的纤维化程度，如磁化传递（MT），比标准的 T1WI 和 T2WI

更能反映不同的分子性质，可定量测量某些特定的分子如蛋白和胶原等，故纤维组织表现为高 MT 效应。运动成像（motility imaging）是 MRI 的另一个新技术，可定量功能参数，在检出和评价急慢性病变的严重程度上均优于常规 MRI。

尽管 MRI 在 CD 的诊疗过程中有着明显的优势，起着相对重要的作用，但在实际应用中还存在着不足之处，包括：①相对于 CT，MRI 的检查时间较长，这会导致某些患者不能耐受而影响检查结果；②与其他检查相比，MRI 的禁忌证相对较多，使部分患者不得不转而采用其他的检查方法；③对于 8 岁以下的儿童患者，由于依从性差，行 MRI 小肠水成像时难以达到成人的效果；④目前针对小肠和结肠 CD 的活动性和纤维化程度的评价，研究者有各种方法，但尚未形成 MRI 的统一标准进行评价。同样，对肛瘘的分类方法目前以 Park 分类法和 Morris 分类法最为常用，尚缺乏 MRI 适用的且能反映 CD 活动性的分类或评价方法。这些都需要在以后的研究中不断总结和探索，以形成最后的统一标准。

## 13. 血清纤维化指标在 IBD 的深度愈合评价中应寻找更敏感的指标

血清纤维化指标常用于肝纤维化的监控，主要包括透明质酸（HA）、层粘连蛋白（LN）、Ⅲ型前胶原（PCⅢ）、Ⅳ型胶原（C-Ⅳ）等。IBD 的长期病程可出现多种并发症。肠壁组织的反复损伤和修复所致的肠腔瘢痕化乃至狭窄是 IBD 的严重并发症。炎症因子可刺激肠壁内成纤维细胞、肌成纤维细胞和平滑肌细胞活化，持续产生细胞外基质（ECM）成分，导致肠壁纤维化。纤维化的实质为 ECM 生成增加及其成分发生变化。正常肠壁组织的 ECM 成分以 I 型胶原（70%）和 III 型胶原（20%）为主，纤维化肠壁组织的胶原含量以及 III 型胶原比例明显增加。UC 的肠壁纤维化主要发生于黏膜下层，III 型胶原主要分布于黏膜层和黏膜下层；而 CD 时肠壁各解剖层均可发生纤维化。III 型胶原具有较强的收缩能力，其过度表达可致肠壁瘢痕收缩和狭窄形成。在一些研究者，CD 活检标本中的 III 型胶原含量较 UC 组和对照组明显增加，因此 CD 较 UC 更易发生狭窄、梗阻等并发症。

LN 是基底膜中的主要非胶原性成分，在维持上皮基底膜完整性以及促进肠上皮细胞分化中起重要作用。IBD 肠壁组织损伤时，炎症因子促进肠壁内成纤维细胞等活化，分泌基质金属蛋白酶等，导致基底膜降解。LN 因不被局部降解而释放入血，由于循环血中的 LN 可抵抗蛋白酶的分解作用，因此 IBD 患者的血清 LN 水平可反映其肠壁基底膜的降解程度。在疾病活动期，肠壁组织损伤加重，基底膜 LN 释放入血增加，使循环血中的 LN 水平增高。有研究表明，CD 患者的 LN 水平与 hs-CRP 呈正相关，UC 患者的 LN 水平与 hs-CRP 呈弱相关，提示血清 LN 水平可能是 IBD 疾病活动度的间接指标。

C- IV 是基底膜的主要成分，在肝脏疾病和类风湿性关节炎中已被作为 ECM 代谢的常用血清学指标。国内外多个研究发现，UC 和 CD 患者的血清中 C-Ⅳ和 PCⅢ水平显著降低。肠道炎症导致局部肠壁黏膜基质金属蛋白酶表达增加，使基底膜成分 C-Ⅳ等降解，血清 C-Ⅳ水平降低可能与其在肠道局部降解，导致入血减少有关。

总的来说，IBD 血清纤维化指标的应用不如肝脏纤维化对其应用那样广泛，虽不能作为诊断依据，但仍可作为一种标志物来间接反映 IBD 的活动程度。

在中山大学孙逸仙纪念医院消化内科的临床资料中，并未能发现 IBD 患者的血清纤维化指标有上述明显的变化，因此，需要临床上寻找更敏感的肠壁纤维化指标。

IBD 肠壁组织中的总胶原纤维定量、Ⅰ型胶原纤维定量、Ⅲ型胶原纤维定量肯定会升高，但实际临床应用价值不大。而 MRE 或剪切波超声弹性成像技术评价肠道纤维化可能更加适合临床的需要。Barkmeier 等回顾性分析 20 例手术 CD 患者组织病理学与 MRE 特征发现，MRE 动态增强有助于判断肠道纤维化程度。Dillman 等通过患者离体标本研究显示，剪切波超声弹性成像可有效反映肠壁纤维化程度，并能有效区分炎性狭窄与纤维性狭窄。应用肠壁纤维化指标来评价 IBD 的深度愈合仍需要进一步的临床试验来验证。

中
国
医
学
临
床
百
家

## 参考文献

1. Roccarina D, Garcovich M, Ainora ME, et al.Diagnosis of bowel diseases: the role of imaging and ultrasonography.World J Gastroenterol, 2013, 19 (14)：2144-2153.

2. Stasi C, Falchini M, Milani S.Imaging modalities for the noninvasive assessment of fibrosis in Crohn's disease.Scientific World Journal, 2012, 2012:450151.

3. Calabrese E, Zorzi F, Pallone F.Ultrasound in Crohn's disease.Curr Drug Targets, 2012, 13 (10)：1224-1233.

4. Nylund K, Jirik R, Mezl M, et al.Quantitative contrast-enhanced ultrasound comparison between inflammatory and fibrotic lesions in patients with Crohn's disease. Ultrasound Med Biol, 2013, 39 (7)：1197-1206.

5. Ripollés T, Martínez-Pérez MJ, Blanc E, et al.Contrast-enhanced ultrasound (CEUS) in Crohn's disease: technique, image interpretation and clinical applications. Insights Imaging, 2011, 2 (6)：639-652.

6. Quaia E.Contrast-enhanced ultrasound of the small bowel in Crohn's disease. Abdom Imaging, 2013, 38 (5)：1005-1013.

7. Lu C, Gui X, Chen W, et al.Ultrasound Shear Wave Elastography and Contrast Enhancement: Effective Biomarkers in Crohn's Disease Strictures.Inflamm Bowel Dis, 2017, 23 (3)：421-430.

8. Bettenworth D, Nowacki TM, Cordes F, et al.Assessment of stricturing Crohn's disease: Current clinical practice and future avenues.World J Gastroenterol, 2016, 22 (3)：1008-1016.

9. 李文儒，袁芬，周智洋. 克罗恩病肛瘘的影像学诊断. 中华胃肠外科杂志，2014，17（3）：215-218.

10. Rimola J，Planell N，Rodríguez S，et al. Characterization of inflammation and fibrosis in Crohn's disease lesions by magnetic resonance imaging. Am J Gastroenterol，2015，110（3）：432-440.

11. Maccioni F，Al Ansari N，Mazzamurro F，et al. Detection of Crohn disease lesions of the small and large bowel in pediatric patients: diagnostic value of MR enterography versus reference examinations. AJR Am J Roentgenol，2014，203（5）：533-542.

12. Maccioni F，Staltari I，Pino AR，et al. Value of T2-weighted magnetic resonance imaging in the assessment of wall inflammation and fibrosis in Crohn's disease. Abdom Imaging，2012，37（6）：944-957.

13. Athanasakos A，Mazioti A，Economopoulos N，et al. Inflammatory bowel disease-the role of cross-sectional imaging techniques in the investigation of the small bowel. Insights Imaging，2015，6（1）：73-83.

14. Quencer KB，Nimkin K，Mino-Kenudson M，et al. Detecting active inflammation and fibrosis in pediatric Crohn's disease: prospective evaluation of MR-E and CT-E. Abdom Imaging，2013，38（4）：705-713.

15. Xu G，Johnson LA，Hu J，et al. Detecting inflammation and fibrosis in bowel wall with photoacoustic imaging in a Crohn's disease animal model// SPIE BiOS. International Society for Optics and Photonics，2015：894363-894368.

16. Yoshizako T，Kitagaki H. A pictorial review of the impact of adding diffusion-

weighted MR imaging to other MR sequences for assessment of anal fistulae.Jpn J Radiol, 2013, 31 (6) : 371-376.

17. Pazahr S, Blume I, Frei P, et al.Magnetization transfer for the assessment of bowel fibrosis in patients with Crohn's disease: initial experience.MAGMA, 2013, 26 (3) : 291-301.

18. Cullmann JL, Bickelhaupt S, Froehlich JM, et al.MR imaging in Crohn's disease: correlation of MR motility measurement with histopathology in the terminal ileum.Neurogastroenterol Motil, 2013, 25 (9) : 749-e577.

19. Barkmeier DT, Dillman JR, Al-Hawary M, et al.MR enterography-histology comparison in resected pediatric small bowel Crohn disease strictures: can imaging predict fibrosis?Pediatr Radiol, 2016, 46 (4) : 498-507.

20. Dillman JR, Stidham RW, Higgins PD, et al.Ultrasound shear wave elastography helps discriminate low-grade from high-grade bowel wall fibrosis in ex vivo human intestinal specimens.J Ultrasound Med, 2014, 33 (12) : 2115-2123.

（智　慧，李　勇，宋铱航　整理）

# CD 型肛瘘的评价应结合临床表现与 MRI 的特点

78 年前，Penner 和 Crohn 最先描述了肛瘘为 CD 的并发症之一。据以往资料认为 20% 的 CD 患者并发肛瘘，其中 30% 的患者会反复发作。CD 诊断 1 年时，肛瘘的发生率为 12%，当诊断时间达 20 年时，其发生率翻倍。但在中山大学孙逸仙纪念医院消化内科的资料显示，CD 型肛瘘的发生率并没有这么高，约 5% 左右，经 9 次以上的生物制剂——英夫利昔或长期的沙利度胺治疗后，复发概率很低。目前认为 CD 型肛瘘是 CD 较为特征性的表现，是 CD 诊断的重要依据。其诊治需要多学科（MDT）合作，如肛肠科、造口科、放射科、胃肠内科、病理科、营养科等，需要按 CD 进行长期的维持治疗与随访，且肛瘘的治疗较肠道病变容易。

关于肛瘘的分类，1976 年 Parks 等建立了一个肛周瘘管分类系统，依据瘘管与外括约肌的相对位置进行分类，共 5 类：表浅瘘管、括约肌间瘘管、经括约肌瘘管、括约肌上瘘管和括约肌外瘘管。2003 年 AGA 也提出了 CD 肛瘘的分型，兼顾肛瘘的解剖学特点及 CD 的肛周病变特点分为简单瘘管与复杂瘘管。简单瘘管是指低位瘘管（表浅瘘管、齿状线下括约肌间或经括约肌瘘管），一个外口，无肛周脓肿、直肠阴道瘘、直肠狭窄，无直肠炎症；复杂瘘管定义为高位瘘管（齿状线上括约肌间或经括约肌瘘管、括约肌外瘘管、括约肌上瘘管），可能有多个外口，可以有肛周脓肿、直肠阴道瘘、直肠狭窄、直肠炎症。而对于消化内科医师来说主要是区分 CD 型的肛瘘或单纯性肛瘘，前者为合并肠道的病变，后者不存在肠道的病变，但要注意，仍有 5% 的肛瘘可发生在肠道病变出现之前，因此需要一定时间的随访。

CD 肛瘘的发病有两种可能：一为肠道病变穿透到肛管；一为肛周腺体的感染或脓肿破溃到肛管，其发病机制可能与肠腔的压力、肠道丰富的淋巴组织和 5 号染色体缺陷等有关。

CD 肛瘘的诊断需要联合多种检查手段进行。盆腔 MRI 与其增强扫描为肛瘘影像学检查中的金标准，能准确地显示肛门括约肌、盆底肌、瘘道及脓肿的结构。T2 相抑脂序列能较好地观察瘘管，T1 区分脓肿与肉芽组织（表 17）。

CD 型肛瘘的治疗目标：短期目标为脓肿引流、缓解症状；长期目标为瘘管愈合、提高生活质量、避免直肠切除术等，具体药物与外科治疗见表 18 与表 19。

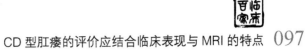

表 17  CD 肛瘘的诊断方法与评价

| 项目 | 评价 | 推荐级别 |
|---|---|---|
| 内镜 | 评估肠腔内炎症的程度及范围、内瘘开口，并发现狭窄、肿瘤等其他并发症 | 1C |
| 麻醉下检查 EUA | 对于肛瘘的诊断及分类有着非常重要的作用，且其同时能施行脓肿引流、挂线等治疗 | 1C |
| 盆腔 MRI+ 增强 | 为肛瘘影像学检查中的金标准，能准确地显示肛门括约肌、盆底肌、瘘道及脓肿的结构，T2 相抑脂序列能较好地观察瘘管，T1 区分脓肿与肉芽组织 | 1B |
| 肛管内超声 EUS 或会阴超声 | 准确性受其视野狭窄影响 | 2B |
| 瘘管造影和 CT | 因有放射性且对瘘管与盆底肌群关系的显示欠佳，已过时。只有在复杂型肛瘘的情况下，其才能对肛瘘提供更多信息，可决定手术方式 | 1C |
| 内镜 +MRI 或 EUS | 各种检查方法相结合是共识所推荐的 | 2C |

表 18  CD 肛瘘的药物治疗与评价

| 药物 | 评价 | 推荐级别 |
|---|---|---|
| 5- 氨基水杨酸 | 无明显作用 | 1C |
| 糖皮质激素 | 无明显作用，可能加重瘘管情况、增加手术可能性 | 1C |
| 抗生素 | 甲硝唑、环丙沙星等有助于改善症状，促进愈合 | 2C |
| AZA、6-MP | 对肛瘘的效果一般 | 2C |
| 环孢霉素 | 相关研究有限 | 2C |
| 他克莫司 | 对于活动性肛瘘有效，要测血药浓度 | 2C |
| MTX | 无临床相关研究表明对瘘管有引流作用 | 2C |
| TNF-α 单抗 | 对肛瘘愈合的疗效中等（IFX 效果最好） | 1C、2C |

表 19　CD 肛瘘的外科治疗与评价

| 项目 | 评价 | 推荐级别 |
| --- | --- | --- |
| 脓肿引流 | 可减少使用免疫抑制剂引发感染性并发症的风险 | 1C |
| 挂线 | 预防脓肿形成和复发有效，建议维持至 INF 完成诱导后 | 1C |
| 瘘管切开术 | 对于有症状的、表浅的瘘管，或者低位括约肌间型瘘管来说，瘘管切开术是一种安全措施，它能促进瘘管愈合、降低复发率，且防止大便失禁发生 | 2C |
| 手术修复 | 包括瘘管切开术、皮瓣移行治疗、生物补片及括约肌间型瘘管结扎治疗。纤维蛋白胶及干细胞注射的应用价值尚未确定 | 2C |
| 改道造口 | 针对严重、复杂、难治性肛瘘患者 | 1C |
| 直肠切除术 | 严重、复杂、难治性肛瘘的最后手段 | 1C |

　　CD 型肛瘘内外科处理的综合评价需要结合临床与 MRI 表现，进行综合评价，以往在国际上常采用 PCDAI 进行评价，但主要是依靠临床表现进行评价，未能结合肛管的 MRI 进行评价，且未婚青年的性生活无法评价。因此，该评价存在较多的不足（表 20）。

表 20　肛周 CD 活动指数评价方法

| 评分 | 分泌物 | 疼痛和活动 | 性生活 | 肛周病变 | 硬结 |
| --- | --- | --- | --- | --- | --- |
| 0 分 | 从不 | 没有活动受限 | 没有受限 | 没有或仅有皮赘 | 没有 |
| 1 分 | 少量黏液样分泌物 | 轻度疼痛，没有活动受限 | 轻度受限 | 肛裂或黏膜撕裂 | 较小 |
| 2 分 | 中等黏液样或脓性分泌物 | 中等疼痛，部分活动受限 | 中度受限 | ＜ 3 个肛瘘 | 中等 |

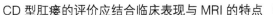

续表

| 评分 | 分泌物 | 疼痛和活动 | 性生活 | 肛周病变 | 硬结 |
|---|---|---|---|---|---|
| 3 分 | 较多脓性分泌物 | 明显疼痛，明显活动受限 | 明显受限 | > 3 个肛瘘 | 较大硬结 |
| 4 分 | 粪便污液 | 很痛，活动严重受限 | 无法过性生活 | 肛门括约肌溃疡或肛瘘伴皮赘 | 波动或脓肿形成 |

中山大学孙逸仙纪念医院消化内科在多年的临床工作中，总结出结合临床与 MRI 表现的 CD 型肛瘘的评价系统，经多年的临床验证，具有很好的临床应用价值与科研指导作用（表 21）。

表 21　MRI 下 CD 瘘管愈合的评价系统

| 疗效 | 临床表现 | MRI 表现 |
|---|---|---|
| 愈合 | 无渗液，瘘口干洁、愈合 | 瘘管消失或瘢痕化 |
| 缓解 | 无渗液，瘘口干洁、愈合 | 瘘管存在 |
| 好转 | 间有少许渗液 | 瘘管存在 |
| 无效 | 有渗液 | 瘘管存在，有脓肿形成 |

注：总有效率评价为愈合率与缓解率之和。

总之，CD 肛瘘的治疗需要多学科共同协作，多种检查技术相结合有助于提高诊断的准确性。对感染灶进行手术引流必须先于免疫抑制剂使用，抗生素及巯嘌呤类药物被推荐为辅助治疗药物，所有的抗 TNF 治疗药物中，英夫利昔的临床效果最佳。抗 TNF 药物，同时选择性运用抗生素或巯嘌呤类药物被视为一线治疗方案。口服他克莫司可避免难治性肛瘘患者行改道造口术。肛瘘的手术修复包括瘘管切开术、皮瓣移行治疗、生物补片及括约肌间型瘘管结扎及纤维蛋白胶注射治疗等，只有当肠腔无炎症时才予以考虑。直肠切除及永久造口术是严重、复杂、难治性肛瘘治疗的最后手段。

## 参考文献

Gecse KB，Bemelman W，Kamm MA，et al.A global consensus on the classification，diagnosis and multidisciplinary treatment of perianal fistulising Crohn's disease.Gut，2014，63（9）：1381-1392.

# 炎症性肠病外科手术复发的评价应在术后尽早进行

从理论上而言，外科手术是可彻底治愈 UC 的唯一手段。重建性全结直肠切除术及回肠储袋 – 肛管吻合术（IPAA）已成为大多数 UC 外科治疗的标准术式，术后患者生活质量较高，大部分患者可摆脱药物治疗。由于 CD 的疾病特点，相对 UC 来说，在病因上和临床表现上都更为复杂，而且患者之间的异质性也更大。美国克利夫兰医院 Fazio 医师总结出 CD 的几个主要外科特征：大多数 CD 患者需要手术治疗；CD 永远有再次手术的可能；CD 发病的类型不同，预后和复发的情况也不同。目前 CD 仍难以治愈，且术后复发率较高，故手术仅为 CD 合并症的治疗手段，而非 CD 治疗根治方法。研究发现，CD 患者进行回肠切除术后 3 个月，回肠末端病变的内镜复发率高达 30%，术后 1 年内镜复发率超过 80%。症状复发晚于内镜复发，术后 1 年的症状复发率为 20% ～ 30%，以后每年增加 10%。初次术后 3 年内

15% ～ 45% 的患者需要再次手术，10 年内 30% ～ 70% 的 CD 患者需要再次手术。CD 术后复发的预防和处理对其预后尤为重要。

（1）CD 术后复发机制

①肠道菌群：有研究显示，回肠切除术后患者的末端回肠有大量的结肠细菌寄居，回结肠切除术后，缺乏回盲瓣导致肠道菌群发生改变，末端回肠寄居大量结肠菌群，回肠黏膜免疫细胞对结肠菌群发生免疫反应，进而导致黏膜的完整性被破坏，益生菌和致病菌不平衡。大肠杆菌、肠球菌、拟杆菌、梭形杆菌和早期复发有关，厌氧菌对术后复发也可能有一定作用。

②环境因素：环境因素在 IBD 的发病中有重要作用。在欧美国家，IBD 于 20 世纪初期开始流行，而当时发展中国家的发病率较低。随着经济的发展，生活环境的改善，IBD 的发病率在发展中国家逐年增高。一项大样本观察显示，生活在农场或饮用未灭菌牛奶、5 岁前养宠物的人群 CD 发病率较低；吸烟是 CD 术后复发的独立危险因素，最近一项 Meta 分析显示，吸烟者比不吸烟者术后临床复发率增加 2 倍，术后 10 年内再手术率增加 2.5 倍；饮食中，低纤维素、高糖、高脂肪饮食及冰箱储存食物和 IBD 的发病有关。

③免疫反应：在 IBD 患者，免疫平衡会向促炎状态倾斜，发生免疫失调。一些炎症因子的增加（如 TNF-α、IL-1B、IL-8、IL-6、TGF-β1 等）可提示亚临床黏膜炎症反应，有助于提示存在复发高危险的患者，IL-10 低者复发率可能更高。手术本身也

会诱发机体的免疫异常，加剧 CD 的术后复发。

④遗传因素：大量的研究证实，基因变异和 CD 术后复发相关。检测 NOD2/CARD15 变异体或其他基因的变异体有助于临床上识别术后易复发的患者及预测疾病的炎症程度。

（2）术后复发的危险因素

已经证实的 CD 术后复发的高危因素有吸烟、CD 导致的肠道手术史、缺乏预防性治疗、穿透性 CD、第一次手术前病程短、肛周病变、手术切除标本存在肉芽肿和肌间神经丛炎等。吸烟是最重要的危险因素，特别是对于穿透型 CD。还有一些危险因素存在争议，包括性别、切除肠段长度＞ 100cm、切缘有活动性病变存在、遗传因素（NOD2/CARD15 变异）、ASCA 阳性、手术时尚在使用糖皮质激素、围术期需输血、吻合方式和经免疫抑制剂治疗失败需手术者等（表 22）。

表 22　CD 术后复发的危险因素

| 高危因素 | 尚存争议的危险因素 |
| --- | --- |
| 吸烟 | 手术出现并发症 |
| 有 CD 导致的肠道手术史，缺乏预防性治疗 | 确诊时年龄较低 |
| 穿透性 CD | IBD 家族史 |
| 第一次手术前病程短 | 吻合方式（端端吻合较侧侧吻合复发率高，更易出现梗阻和肠缺血） |
| 肛周病变 | 病变部位（回肠、结肠、回结肠） |
| 手术切除标本存在肉芽肿和肌间神经丛炎 | 病变范围（＞ 100cm） |
| | 切缘有活动性病变存在 |

另外，也有研究提示，血清中抗 -Fla-X 和抗微生物的抗体存在，可以鉴别早期术后 CD 复发风险率更高的患者，术前血清学检查可能对确定复发风险增加的患者有帮助。

（3）术后复发的诊断

通过回结肠的内镜检查，确定内镜下复发和严重程度，是诊断术后复发的金标准，并可预测临床病程。内镜复发早于症状复发，不管有无症状，均要求术后 1 年内密切随访内镜，一般要求术后 2 个月开始复查内镜，以确定内镜复发的严重性，并预测症状复发、并发症的发生和再次手术的风险。一些非侵入的检查，如粪便钙卫蛋白的检测、经腹部超声、核磁共振小肠造影（MRE）、胶囊内镜也可作为诊断术后复发的检查方法。

①内镜检查：回肠、回结肠、结肠型 CD 最为常见，术后复发率也最高。Rutgeerts 评分标准是目前应用最多的评价标准，也是目前最好的预测术后疾病发展的评价标准（表 23）。

表 23　Rutgeerts 评分标准

| 内镜评分 | 镜下表现 |
| --- | --- |
| i0 | 正常 |
| i1 | ≤ 5 个阿弗他样溃疡 |
| i2 | ＞ 5 个阿弗他样溃疡，病变之间黏膜正常，或大片的病损，或局限于回结肠吻合口的病损（长度＜ 1cm） |
| i3 | 弥漫性回肠阿弗他样溃疡并广泛的炎症 |
| i4 | 弥漫性炎症，大溃疡、结节和（或）狭窄 |

内镜下为轻度活动的患者（i0 ～ i1）中 39% 预后较好，其中 80% 的患者随访 3 年内镜下表现稳定，临床复发者少。内镜

下为 i3 ～ i4 的患者病程更严重，早期出现症状，也更易出现并发症，需要再次手术。有研究显示，术后 12 个月，i4 患者症状复发率为 70%；随访 3 年，除 1 例外全部出现症状复发；随访 3 年，80% 的轻度患者内镜下无改变，92% 的重度患者内镜表现加重。CDAI 评分和内镜评分无相关性，缺乏一致性，大部分患者出现内镜复发时达不到临床复发的 CDAI 分值。CRP、ESR 与内镜复发也缺乏相关性，但组织学评分和内镜下复发有关。

胶囊内镜为非侵入性检查，患者更易耐受，风险小，可观察全部小肠，但需注意预防胶囊内镜滞留于肠道，CD 患者发生此事件的概率高达 13%，因此术后超过 5 个月，需先行其他影像学检查以除外肠腔狭窄。胶囊内镜的敏感性和特异性分别为 62% ～ 76%、91% ～ 100%，回结肠镜检查的敏感性和特异性分别是 90%、100%。胶囊内镜和小肠镜检查对于空肠病变的检出率相当，但前者评估的复发严重程度低于小肠镜。而对于回肠病变（尤其回肠末端溃疡）一致性较低，故目前认为胶囊内镜尚不足以代替小肠镜检查成为 CD 术后复查的常规检查。

②超声、核磁共振、CT 检查：通过观察肠壁厚度以观察早期复发，但目前缺乏一致的诊断标准，对操作者要求较高。

③粪便钙卫蛋白和乳铁蛋白：对症状复发有较好的提示意义。当粪便钙卫蛋白和乳铁蛋白呈高水平，提示 CD 术后肠道炎症复发；当其呈低水平，提示患者的症状由术后肠道解剖结构改变、胆盐吸收障碍或肠道功能紊乱导致。粪便钙卫蛋白、乳铁蛋

白和症状复发的一致性优于 C 反应蛋白和血小板计数。然而，两者和早期内镜复发的一致性尚有争议，目前临床上认为钙卫蛋白和乳铁蛋白可以作为内镜检查的补充和辅助检查，尤其是在术后早期，粪便钙卫蛋白和乳铁蛋白升高，提示可能存在肠道炎症，需提前进行内镜检查，调整治疗；当内镜检查未发现黏膜炎症表现，而粪便上述两种蛋白升高，提示所行内镜检查未观察到的肠段可能存在炎症表现；此外，粪便钙卫蛋白和乳铁蛋白可用于监测药物的治疗效果，比 CDAI 评分更准确。

（4）术后复发的治疗

手术时应当评估患者术后复发的危险性，有高危因素的患者应在术后接受 TNF-α 单克隆抗体治疗。应告知所有 CD 患者吸烟的风险，并鼓励和支持患者戒烟。回结肠切除术后含有至少一项复发相关危险因素者应行预防性治疗。预防术后复发的药物选择为巯嘌呤类或抗肿瘤坏死因子类药物；孤立性回肠切除术后可选择美沙拉嗪，但剂量较大，且疗效不确定；咪唑类抗生素对回结肠切除术后有效，疗效也不确定，且耐受性欠佳。

术前经常规剂量的 6-MP、甲氨蝶呤等治疗，仍不可避免地接受手术者，术后应给予 TNF-α 抗体治疗，给药时间应在术后 4 周内开始。CD 病程小于 10 年，或切除肠段中有大于 10cm 的狭窄或炎症属中危患者，术后应给予免疫抑制剂，可选择联合硝基咪唑类抗生素。病程大于 10 年，第一次手术，短的纤维性狭窄或炎症属低危患者，术后早期可不采取预防性治疗，密切随诊观察，一旦发现内镜下复发，即可进行治疗。目前，一般认为术前已确诊 CD 者，术后均需要预防复发治疗。

所有患者均应在术后 6 ～ 12 个月行结肠镜检查，根据镜下表现决定进一步治疗方案。如无内镜复发（i0/i1），应在术后每 1 ～ 3 年复查结肠镜。内镜复发者（i2 ～ i4），治疗应升级，每年复查一次结肠镜。低 - 中危患者增加免疫抑制剂和（或）TNF-α 抗体治疗；高危患者内镜复发应接受 TNF-α 抗体治疗，并考虑增加免疫抑制剂、增加 TNF-α 抗体的剂量、更换其他的 TNF-α 抗体或生物制剂。对于术后 3 ～ 6 个月结肠镜检查提示 i1，是否应归为高危患者并调整治疗，尚存在争议。

## 参考文献

1. Gionchetti P, Dignass A, Danese S, et al.3rd European Evidence-based Consensus on the Diagnosis and Management of Crohn's Disease 2016: Part 2: Surgical Management and Special Situations. J Crohns Colitis, 2017, 11 (2)：135-149.

2. Li Y, Zhu W, Zuo L, et al.Frequency and risk factors of postoperative recurrence of Crohn's disease after intestinal resection in the Chinese population.J Gastrointest Surg, 2012, 16 (8)：1539-1547.

3. Boualit M, Salleron J, Turck D, et al.Long-term outcome after first intestinal resection in pediatric-onset Crohn's disease: a population-based study. Inflamm Bowel Dis, 2013, 19 (1)：7-14.

（宋铱航　整理）

# 炎症性肠病的营养状况评价

## *14.* IBD 患者容易发生营养不良

IBD 是一组病因未完全明确的慢性非特异性肠道炎症性疾病，包括 CD 和 UC。由于食物摄入不足、肠道吸收障碍、能量消耗增加、营养素丢失、炎症本身对营养状况的影响以及药物－营养相互作用等，IBD 患者容易发生营养不良。CD 患者合并营养不良比 UC 患者更多见，活动期较缓解期多见。国外研究显示，85% 的 IBD 患者伴有营养不良，国内 CD 外科住院患者合并营养不良者高达 86.7%。儿童 IBD 患者蛋白质－能量营养不良更为明显，高达 90% 的患者确诊时已存在体重下降，23% ～ 88% 的 CD 患者存在生长障碍，甚至伴有青春期发育延迟。由于活动量少及使用糖皮质激素等，10% ～ 20% 的 CD 患儿和 20% ～ 30% 的 UC 患儿表现超重／肥胖，从而增加手术概率。另外，IBD 患者常伴有多种微量营养素（维生素 A、维生素 D、维生素 E、维生素 K、维生素 B$_{12}$、叶酸及钙、镁、铁、锌等）缺乏，表现为贫血、骨质疏松、骨软化、免疫力下降等。

## 15. 及时纠正 IBD 营养不良患者的营养状况对患者治疗和康复都有积极的作用

营养不良可削弱患者抗感染能力，影响手术切口和肠吻合口愈合，延长住院时间，增加医疗费用，增加手术并发症和死亡率；营养不良还会引起肌肉、呼吸功能下降，患者常出现焦虑、抑郁状态，严重影响患者生活质量；营养不良也是造成 IBD 儿童生长发育迟缓和停滞的主要原因。因此，及时筛查有营养风险的患者，针对性进行规范的营养支持治疗，不仅能纠正患者营养不良，还能缓解其临床症状，修复肠道损伤，维持病情稳定，甚至替代药物或手术成为一种极其重要的 IBD 治疗手段。

## 16. 成人 IBD 患者存在诸多营养方面的危险因素，对其进行营养筛查与营养评定是国内外营养协会一致认可的

营养风险（nutritional risk）指"现存的或潜在的营养和代谢状况对疾病或手术有关的不良临床结局的影响"。需要强调的是：营养风险是指与营养因素有关的出现不良临床结局的风险，而不是营养不良的风险。IBD 患者存在诸多营养方面的危险因素，与临床结局（如并发症、住院时间、死亡率等）密切相关。

因此，与许多国际营养协会一样，中华医学会推荐对 IBD 患者常规进行营养风险筛查，对有营养风险者进行营养状况评定，在营养支持治疗期间进行疗效评价。

（1）营养风险筛查工具

目前对成人患者的营养风险筛查方法有多种，如简易营养评估问卷（short nutritional assessment questionnaire，SNAQ）、营养不良筛查工具（malnutrition screening tool，MST）、营养风险指数（nutritional risk index，NRI）、营养风险筛查 -2002（nutritional risk screening-2002，NRS-2002）和营养不良通用筛查工具（malnutrition universal screening tools，MUST）等。

① NRS-2002：NRS-2002 是欧洲肠外肠内营养学会（European Society for Parenteral and Enteral Nutrition，ESPEN）于 2002 年基于 128 个随机对照研究制订的，是目前唯一一个建立在循证医学基础上的营养风险筛查工具。由于 NRS-2002 简便易行，无创伤性，且敏感性和特异性较高，能够前瞻性判断患者营养状态变化，非常适合住院患者的营养筛查，2013 年被"中国炎症性肠病营养支持治疗专家共识"推荐用于 IBD 患者的营养风险评估。

NRS-2002 包括初筛和最终筛查两部分。初筛 4 个问题能简单反映住院患者的营养状况，包括：体质指数（BMI）确定营养状况，近期体重变化确定营养状况的稳定性，膳食摄入情况确定是否恶化，疾病严重程度是否加剧营养状况恶化等（表 24）。最终筛查评分包括疾病严重程度评分（0～3 分）、营养状况受损

评分（0～3分）和年龄评分（0～1分）三部分，总评分≥3
分提示有营养风险，需进行营养支持治疗。总评分＜3分者应在
住院期间每周筛查1次（表25）。国内调查显示，IBD患者营养
风险发生率37.6%～66.7%，随疾病严重程度加剧，有营养风险
的IBD患者比例显著增加，重症患者营养风险可达100%。

表24　NRS-2002初步筛查表

| 问题 | 是或否（是 =1，否 =0） |
|---|---|
| BMI ＜ 18.5kg/m² 吗？ | （　） |
| 最近3个月内患者体重有丢失吗？ | （　） |
| 最近1周内患者的膳食摄入有减少吗？ | （　） |
| 患者的病情严重吗？　（如：在重症监护中） | （　） |

如有任一问题的答案为"是"，则按表25进行最终筛查；如
所有问题的答案均为"否"，则不需要进行最终筛查，总评分记
为0分，1周后重新进行筛查。

表25　NRS-2002最终筛查表

| | 疾病严重程度评分 | 营养状况受损评分 |
|---|---|---|
| 无<br>（0分） | 无下列疾病 | 正常营养状态，或1周内食物摄入与正常需要量基本一致 |
| 轻度<br>（1分） | 髋关节骨折、慢性疾病（肝硬化、COPD、糖尿病、一般恶性肿瘤）急性发作或有并发症者、血液透析 | 3个月内体重丢失＞5%；<br>1周内食物摄入比正常需要量低25%～50% |

续表

| 疾病严重程度评分 | | 营养状况受损评分 |
| --- | --- | --- |
| 中度<br>（2分） | 腹部大手术、脑卒中、重度肺炎、血液恶性肿瘤 | 2个月内体重丢失＞5%；<br>1周内食物摄入比正常需要量低50%～75% |
| 重度<br>（3分） | 颅脑损伤、骨髓移植、APACHE＞10分的ICU患者 | 1个月 体重丢失＞5%，或3个月内体重丢失＞15%；<br>1周内食物摄入比正常需要量低75%～100% |
| | | 一般状况差，且BMI＜18.5kg/m²<br>血白蛋白（ALB）＜30g/L（因胸/腹水、水肿得不到准确BMI时的替代指标，按ESPEN 2006） |

注：年龄评分≥70岁者，评1分；＜70岁，评0分。

总评分＝营养状态评分＋疾病程度评分＋年龄评分。

　　此表适用于：① 18～90岁，住院1天以上，次日8时前未行手术，神志清者。②关于疾病严重程度评分，按24小时入院病历描述的3个主要诊断评分。③对于没有明确列出诊断的疾病参考以下标准，依照调查者的理解进行评分：1分：慢性疾病患者因出现并发症而住院治疗，患者虚弱但不需卧床，蛋白质需要量略有增加，但可以通过口服和补充来弥补；2分：患者需要卧床，如腹部大手术后，蛋白质需要量相应增加，但大多数人仍可以通过营养支持得到恢复；3分：患者在加强病房中靠机械通气支持，蛋白质需要量增加而且不能被营养支持所弥补，但通过营养支持可能使蛋白质分解减少。

　　如患者计划进行腹部大手术，应在首次筛查时按照新的分值

（2 分）评分，并最终按新总分决定是否需要营养支持。在营养状态受损评分中，各项评分取最高分作为该项评分。

结果判断：NRS-2002 总评分≥ 3 分，提示患者有营养风险，结合临床，制订营养支持计划；总评分＜ 3 分，每周复查营养风险筛查。

营养风险筛查举例：

例 1：患者，女，61 岁。"反复脐周疼痛 9 年余"入院复查，入院诊断：CD，内外痔。2016 年 8 月 24 日肠镜检查示 CD（直肠 2 级，结肠 0 级愈合）。近 3 个月来精神、食欲可，普食，进食量无减少，体重无改变。大便 1 ～ 2 次/天，成形黄便。身高 162cm，体重 68kg，无水肿。

分析：对照 NRS-2002 筛查表。患者既往确诊 CD，药物治疗病情改善，此次入院复查，无相关症状，按照 2016 年欧洲临床营养和代谢学会（ESPEN）指南中"缓解期 IBD 患者的蛋白质需要量与健康人群相似（证据 A 级）"，所以"疾病严重程度"评 0 分。另外 1 周内进食量无减少（0 分），3 个月内体重无下降（0 分），BMI 25.9kg/m$^2$（0 分），故"营养状况受损"评 0 分。年龄＜ 70 岁，评 0 分。那么 NRS-2002 总评分 = 疾病程度评分（0 分）+营养状态评分（0 分）+年龄评分（0 分）=0 分，无营养风险，需 1 周后再行 NRS-2002 筛查。

例 2：患者，男，31 岁。"反复下腹痛 16 年余，加重伴呕吐 3 天"入院，入院诊断：CD，高血压病（2 级，中危）。半年来进食普食，3 天前进食感冒冲剂和巧克力后出现下腹阵发性绞痛，进食后加重，呕吐 1 次，伴腹泻，改进食面条、肉粥（进食量较平时减少约 1/2），接受抗感染等治疗，偶尔腹痛，大便 3～4 次 / 天，黄色烂便。神志清，身高 182cm，体重 65kg（半年来体重 65～65.5kg），无水肿，血清白蛋白（ALB）32.8g/L。

分析：对照 NRS-2002 筛查表。首先，入院诊断 CD，活动期。按照 2016 年 ESPEN 指南 "活动期 IBD 患者的蛋白质需要量增加，建议成人每天蛋白质摄入 1.2～1.5g/kg（证据 A 级）"，所以 "疾病严重程度" 评为 1 分；其次，1 周内进食量减少 1/2（2 分），1～3 个月体重无明显下降（0 分），BMI 19.8kg/m$^2$（0 分），ALB ＞ 30g/L（0 分），故 "营养状况受损" 评 2 分；年龄 ＜ 70 岁，评 0 分。NRS-2002 总评分 ＝ 疾病程度评分（1 分）＋ 营养状态评分（2 分）＋ 年龄评分（0 分）=3 分，有营养风险，建议营养支持治疗。

②营养不良通用筛查工具（MUST）：大量研究证实，NRS-2002 有助于发现我国 IBD 患者的营养风险，但也存在不足之处。如果患者意识不清、卧床或有水肿、胸水、腹水等影响体重测量时，该工具使用受到限制，可采用 2003 年英国肠外肠内营养学会（British Association for Parenteral and Enteral Nutrition，BAPEN）开发的 MUST 对 IBD 患者进行营养风险筛查。MUST 具有无创、简单易行、可靠和可重复性等优点，主要适用于社区人群的营养筛查，用于评定因功能受损所致的营养不良。近期研

究显示，MUST 也适用于住院患者的营养风险筛查。用 MUST 对 IBD 住院患者进行营养风险筛查，与 NRS-2002 结果有良好的一致性，疾病严重程度与营养风险发生率存在相关性。

MUST 评分包括 BMI 得分（0～2 分）、近期非干预性体重下降（0～2 分）和疾病所致进食量减少（0～2 分）三方面内容（表26）。三项总评分 0 分为低风险，定期筛查；1 分为中等风险，建议记录 3 天饮食，如果进食量改善或摄入充足，不需营养支持治疗，定期筛查；≥ 2 分为高风险，予营养支持治疗。

表 26　MUST 评分表

| 项目 | | 分值 | 项目 | | 分值 |
|------|------|------|------|------|------|
| BMI (kg/m$^2$) | BMI > 20.5 | 0 分 | 最近 3～6 个月内体重下降百分比（%） | < 5% | 0 分 |
| | 18.5 ≤ BMI ≤ 20.0 | 1 分 | | 5%～10% | 1 分 |
| | BMI < 18.5 | 2 分 | | > 10% | 2 分 |
| 疾病所致进食量减少 | 进食量无减少；禁食或摄食不足 ≤ 5 天 | 0 分 | | | |
| | 禁食或摄食不足 > 5 天 | 2 分 | | | |

注：摄食不足指进食能量和蛋白质不能达到推荐摄入量的 60%。
总评分 =BMI 评分 + 体重下降评分 + 疾病所致进食量减少评分。

（2）成人 IBD 患者的营养评定

对营养筛查发现有营养风险的患者，应进行营养评估。通常由营养专业人员进行，对患者的营养代谢、机体功能等进行综合的及全面的评估，权衡营养支持的适应证和可能的不良反应，主要用于制定营养治疗方案。

营养评定严格来说包括综合营养评估及全面的营养评定。综合营养评估是通过标准的评估量表来判断患者营养不良的严重程度，即判断患者是否有营养支持的适应证。目前临床上常用的综合营养评估方法有：微型营养评定（mini nutrition assessment，MNA）、主观整体营养评估（subjective global assessment，SGA）、患者主观整体营养评估（Patient-Generated Subjective Global Assessment，PG-SGA）等。

SGA 是 ASPEN 推荐的临床营养评估工具，内容包括病史（体重改变、进食改变、现存消化道症状、活动能力改变、疾病状态下的代谢需求）和体格检查（皮下脂肪丢失、肌肉消耗、水肿等），无创伤、操作简单、花费少，其信度、效度得到大量检验，对不同住院患者并发症能够很好地预测，是目前临床营养评估的"金标准"。但 SGA 只能发现营养不良的存在，不能区分其程度；主观因素较多，结果准确性受到一定影响。

PG-SGA 是在 SGA 基础上发展而成，是一种有效的癌症患者特异性营养评估工具，内容包括体重、进食情况、症状、活动和身体功能、疾病与营养需求的关系、代谢方面的需要、体格检查 7 方面。前 4 方面由患者自己评估，后 3 方面由医务人员评估，评估结果包括定性评估和定量评估。定性评估将患者分为营养良好、可疑或中度营养不良、重度营养不良三类。定量评估将

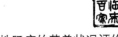

患者分为 0～1 分（营养良好）、2～3 分（可疑营养不良）、4～8 分（中度营养不良）、≥9 分（重度营养不良）四类。

"中国炎症性肠病营养支持治疗专家共识"推荐对成人 IBD 患者使用 PG-SGA 作为营养评估的主观评定工具，并建议在营养支持小组指导下实施。参考 PG-SGA 结果，将 IBD 患者营养状况分为重度营养不良（≥9 分）、中度营养不良（4～8 分）以及营养正常（0～3 分）。

关于 PG-SGA（患者自评部分）见表 27。

表 27　患者主观整体营养评估表（PG-SGA）——患者自评表

| 以下是询问您对自己营养状况的看法。请您在"＿＿"处填写答案，并在一个或多个符合选项前面的□处划"✓"。以下由医生填写 | | | 本项计分 |
|---|---|---|---|
| 体重 | ①目前我的体重约为＿＿公斤，身高约为＿＿厘米 | | |
| | ② 1 个月前，我的体重约为＿＿公斤，6 个月前体重约为＿＿公斤 | | |
| | ③过去 2 周的体重变化 | □减轻（1 分） | |
| | | □没变化（0 分） | |
| | | □增加（0 分） | |
| 进食情况 | ① 在过去的 1 个月里，我的进食情况与平时相比 | □没变化（0 分） | |
| | | □比以往多（0 分） | |
| | | □比以往少（1 分） | |

续表

| 以下是询问您对自己营养状况的看法。请您在"____"处填写答案，并在一个或多个符合选项前面的□处划"✓"。 以下由医生填写 | | | 本项计分 |
|---|---|---|---|
| | ② 我目前进食 | □正常饮食（0 分） | |
| | | □正常饮食，但比正常情况少（1 分） | |
| | | □软食或少量固体食物（2 分） | |
| | | □只能进食流食（3 分） | |
| | | □只能口服营养制剂（3 分） | |
| | | □几乎吃不下什么（4 分） | |
| | | □只能通过管饲进食或静脉营养（0 分） | |
| 症状 | 近 2 周来，我有以下的问题，影响我摄入足够的饮食 | □吃饭没有问题（0 分） | |
| | | □没有食欲，不想吃（3 分） | |
| | | □食品气味不好（1 分） | |
| | | □感觉食品没味，变味（1 分） | |
| | | □吞咽困难（2 分） | |
| | | □一会儿就饱胀了（1 分） | |
| | | □恶心（1 分） | |
| | | □呕吐（3 分） | |
| | | □便秘（1 分） | |
| | | □腹泻（3 分） | |
| | | □口干（1 分） | |
| | | □口腔溃疡（2 分） | |

续表

| 以下是询问您对自己营养状况的看法。请您在"＿＿"处填写答案，并在一个或多个符合选项前面的□处划"√"。以下由医生填写 | | | 本项计分 |
|---|---|---|---|
| 活动和身体功能 | 在过去的 1 个月，我的活动 | □正常，无限制（0 分） | |
| | | □不像往常，但还能够起床进行轻微的活动（1 分） | |
| | | □多数时候不想起床活动，但卧床或坐椅子时间不超过半天（2 分） | |
| | | □几乎干不了什么，一天大多数时候都卧床或在椅子上（3 分） | |
| | | □几乎完全卧床，无法起床（3 分） | |

注：患者自评部分的评分（A 评分）＝体重评分＋进食情况评分＋症状评分＋活动和身体功能评分。

PG-SGA（患者自评部分）各项内容补充说明如下：①患者目前体重为实测体重。体重评分以 1 个月内体重变化评分，没有 1 个月体重变化资料时，则以 6 个月体重变化情况评分。2 周内体重下降需另记 1 分，无下降为 0 分。两者相加为体重总分。无法准确了解具体体重时，可根据体重下降"无 / 轻 / 中 / 重 / 极重"的程度自我评估得分"0/1/2/3/4 分"（表 28）。②进食情况为多选，但是记分不累加，以最高分选项为本项计分。③症状为近 2 周内经常出现的症状，偶尔出现 1 次的症状不能作为选择。本项为多选，累计记分。④活动和身体功能为单选，取最符合的一项作为本项记分。

**表 28 体重评分**

| 1 个月内体重下降 | 6 个月内体重下降 | 评分 |
|---|---|---|
| ≥ 10% | ≥ 20% | 4 |
| 5% ~ 9.9% | 10% ~ 19.9% | 3 |
| 3% ~ 4.9% | 6% ~ 9.9% | 2 |
| 2% ~ 2.9% | 2% ~ 5.9% | 1 |
| 0 ~ 1.9% | 0 ~ 1.9% | 0 |
| 2 周内体重下降 | | 1 |
| 总分 | | |

PG-SGA（医务人员评估表）见表29。

**表 29 患者主观整体营养评估（PG-SGA）——医务人员评估表**

| 项目 | | | | 本项计分 |
|---|---|---|---|---|
| 疾病与营养需求的关系（B评分） | 相关诊断（特定） | | | |
| | 原发疾病的分期 | | □Ⅰ期 | |
| | | | □Ⅱ期 | |
| | | | □Ⅲ期 | |
| | | | □Ⅳ期 | |
| | 其他疾病 | | □癌症（1分） | |
| | | | □AIDS（1分） | |
| | | | □呼吸或心脏病恶病质（1分） | |

续表

| 项目 | | | | 本项计分 |
|---|---|---|---|---|
| | | | □创伤（1分） | |
| | | | □存在开放性伤、肠瘘或压疮（1分） | |
| | | | □＞65岁（1分） | |
| 代谢方面的需求（应激状态）（C评分） | 发热 | | □无（0分） | |
| | | | □37.2～38.3℃（1分） | |
| | | | □38.3～38.8℃（2分） | |
| | | | □＞38.8℃（3分） | |
| | 发热持续时间 | | □无（0分） | |
| | | | □＜72小时（1分） | |
| | | | □72小时（2分） | |
| | | | □＞72小时（3分） | |
| | 是否用糖皮质激素 | | □无（0分） | |
| | | | □＜10mg/d强的松或相当剂量的其他激素（1分） | |
| | | | □10～30mg/d强的松或相当剂量的其他激素（2分） | |
| | | | □＞30mg/d强的松或相当剂量的其他激素（3分） | |

续表

| 项目 | | | | 本项计分 |
|---|---|---|---|---|
| 体格检查（D评分） | 脂肪储备 | 三头肌皮褶厚度 | ☐正常（0分） | |
| | | | ☐轻度（1分） | |
| | | | ☐中度（2分） | |
| | | | ☐重度（3分） | |
| | | 眼眶脂肪垫 | ☐正常（0分） | |
| | | | ☐轻度（1分） | |
| | | | ☐中度（2分） | |
| | | | ☐重度（3分） | |
| | | 下肋脂肪厚度 | ☐正常（0分） | |
| | | | ☐轻度（1分） | |
| | | | ☐中度（2分） | |
| | | | ☐重度（3分） | |
| | 肌肉消耗 | 颞肌 | ☐正常（0分） | |
| | | | ☐轻度（1分） | |
| | | | ☐中度（2分） | |
| | | | ☐重度（3分） | |
| | | 胸部三角肌 | ☐正常（0分） | |
| | | | ☐轻度（1分） | |
| | | | ☐中度（2分） | |

续表

| 项目 | | | | 本项计分 |
|---|---|---|---|---|
| | | | □重度（3分） | |
| | | 肩部三角肌 | □正常（0分） | |
| | | | □轻度（1分） | |
| | | | □中度（2分） | |
| | | | □重度（3分） | |
| | | 骨间肌肉 | □正常（0分） | |
| | | | □轻度（1分） | |
| | | | □中度（2分） | |
| | | | □重度（3分） | |
| | | 肩胛部（背阔肌、斜方肌、三角肌） | □正常（0分） | |
| | | | □轻度（1分） | |
| | | | □中度（2分） | |
| | | | □重度（3分） | |
| | | 股四头肌 | □正常（0分） | |
| | | | □轻度（1分） | |
| | | | □中度（2分） | |
| | | | □重度（3分） | |
| | | 腓肠肌 | □正常（0分） | |

| 项目 | | | | 本项计分 |
|---|---|---|---|---|
| | | | □轻度（1分） | |
| | | | □中度（2分） | |
| | | | □重度（3分） | |
| | 水肿程度 | 踝水肿 | □正常（0分） | |
| | | | □轻度（1分） | |
| | | | □中度（2分） | |
| | | | □重度（3分） | |
| | | 骶部水肿 | □正常（0分） | |
| | | | □轻度（1分） | |
| | | | □中度（2分） | |
| | | | □重度（3分） | |
| | | 腹水 | □正常（0分） | |
| | | | □轻度（1分） | |
| | | | □中度（2分） | |
| | | | □重度（3分） | |

PG-SGA 最终评分 =A 评分 +B 评分 +C 评分 +D 评分。对于 IBD 患者，PG-SGA 定性及定量评价：重度营养不良（≥9分）、中度营养不良（4～8分）以及营养正常（0～3分）。

PG-SGA（医务人员评估表）的操作说明如下：①疾病与营

养需求的关系：多项选择，累计积分。对没有列举的疾病，不记分。②代谢方面的需求：患者体温为评估当时实测体温。发热指本次调查时体温升高，而不是看病历体温单。如果调查时体温升高，需了解此刻前 3 天的体温及激素使用情况。发热持续时间为本次发热已经持续的时间。激素使用指因为发热而使用的激素。如果连续多日使用激素，取最大的一日剂量。其他原因（如结缔组织病）使用激素，不作评估。本项累计评分：如患者体温37.5℃，记 1 分；持续发热已经 4 天，记 3 分；每天使用 20mg强的松，记 2 分，总评分为 6 分。③体格检查：在脂肪储存、肌肉情况、水肿三方面内容中，肌肉权重最大，所以用肌肉丢失得分作为体格检查项目的最终得分。而总体肌肉消耗评分指多数项目的均值。

"中国炎症性肠病营养支持治疗专家共识"建议对成人IBD 患者进行客观评定，对 PG-SGA 评估营养不良者（总评分≥ 4 分）结合客观评定指标，进行营养教育和营养支持治疗。静态营养评定指标包括身高、体重、BMI、三头肌皮褶厚度（TSF）、上臂围（MAC）、上臂肌围（MAMC）、握力、总蛋白（TP）、白蛋白（ALB）及其他估计慢性营养不良的指标（血红蛋白、总胆固醇、与机体免疫功能有关的指标如淋巴细胞计数等）。其中BMI 和体重下降是最常用的、重要的评估指标，但体重或 BMI并不能准确反映 IBD 患者的营养状况，如仅按 BMI 标准，一些"营养良好"的 IBD 患者往往存在人体成分异常，如肌肉消耗；

与健康人群相比，约 3/4 "营养良好"的缓解期 IBD 患者存在机体细胞总量和手握力下降。另外，体重和 BMI 在患者大量输液、肥胖、水肿或体液潴留时评估营养状况的准确性受影响。TSF 是常用的评价脂肪贮备及消耗的良好指标。MAMC 能较好地反映体内蛋白质贮存情况。血 ALB 与应激和炎症反应有关，能预测疾病严重程度，但血浆 ALB 水平的变化受多种因素影响，且 ALB 半衰期较长（14 ～ 20 天），作为疾病急性期机体营养状况的评价指标并不准确。所以单一指标并不能准确全面地评估 IBD 患者的营养状况，应结合临床综合考虑。

对 IBD 患者营养支持治疗期间应进行动态营养评定和疗效评价，指标包括氮平衡、转铁蛋白（If）和前白蛋白（PA）等。转铁蛋白半衰期 8 ～ 10 天，反映营养不良指标比白蛋白灵敏，但受影响因素多，非特异性 PA 又称转甲状腺激素蛋白，由肝脏合成，半衰期较短（$t_{1/2}$=1.9 天），属急性时相蛋白，是反映营养支持患者早期内脏蛋白合成的指标，在判断蛋白质急性改变方面较 ALB 更敏感，是临床常用的判断营养状况动态变化的指标。但在脱水、慢性肾衰竭可出现血清 PA 升高的假象。氮平衡是可靠且常用的动态评价指标，建议有条件的单位在营养支持治疗疗效评定时使用。另外，生物电阻抗法和（或）双能 X 线吸收法测定体脂和体细胞群，能准确反映患者营养状况和机体组成的动态变化。研究显示，活动期 IBD 患者 PG-SGA、BMI 和血浆 ALB 水平可能正常，但体细胞群已经减少。

另外，MNA 简易、快捷、无创，可客观评价 IBD 患者的营养状况；结合血红蛋白（Hb）、总淋巴细胞计数（TLC）、PA、ALB 以及血浆钠、钾、钙等指标进行相关分析，发现 MNA 联合 SGA 对 IBD 患者进行评估更科学、准确，可为 IBD 营养不良患者的营养支持提供可靠依据。MNA 包括人体测量（BMI、MAC、MAMC、小腿围、近 3 个月体重丢失）、整体评定（生活、心理、用药、医疗及疾病状况等）、膳食评估（食欲、摄食量、摄食行为等）和对自身健康及营养状况的主观评定。MNA 总分 ≥ 24 分，提示营养状况良好；17 分＜ MNA ＜ 24 分，提示存在营养不良风险；MNA ≤ 17 分提示营养不良。

IBD 患者营养评定以"营养筛查例 2"为例：对照 PG-SGA 表患者自评部分（A 评分），体重评分（0 分）=1 个月内体重下降 0 ～ 1.9%（0 分）+2 周体重无下降（0 分）；进食评分（2 分），取进食量减少和软食评分的最高分；症状评分（6 分）= 腹痛（3 分）+ 腹泻（3 分），只呕吐 1 次不计分；活动和身体功能评分（0 分）。所以，患者自评分（A 评分）= 体重评分（0 分）+ 进食评分（2 分）+ 症状评分（6 分）+ 活动和身体功能评分（0 分）=8 分。疾病评分（B 评分）（0 分），应激评分（C 评分）（无发热等，0 分），体格检查评分（D 评分，取总体肌肉消耗评分，0 分）（颞肌、骨间肌肉、腓肠肌各 1 分，胸部三角肌、肩部三角肌、肩胛部肌肉和股四头肌均 0 分）。所以，PG-SGA 评分 =A 评分（8 分）+ B 评分（0 分）+C 评分（0 分）+ D 评分（0 分）=8 分，为中度营养不良。

## 17. 儿童 IBD 患者的营养筛查和营养评价有助于改善患儿的营养状况和临床结局

我国尚缺乏针对 IBD 患儿营养状况的多中心、大规模流行病学调查，所以 IBD 患儿的营养状况尚不清楚。国外研究显示，儿童 IBD 患者尤其 CD 患儿在诊断时或随后病程中更容易合并营养不良，表现为低 BMI 和身高生长障碍、超重／肥胖、微量营养素（钙、镁、锌、叶酸、维生素 D 等）缺乏、骨密度下降和青春期发育延迟等问题。因此，对儿童 IBD 患者及时进行营养风险筛查，继而进行规范合理的营养干预，以期改善患儿的营养状况和临床结局。

（1）儿童 IBD 患者的营养风险筛查工具

目前针对儿童的营养风险筛查工具主要有 4 种，即儿童营养风险评分（paediatric nutrition risk score，PNRS）、营养和生长风险筛查工具（screening tool for risk on nutritional status and growth，STRONG$_{kids}$）、儿童 Yorkhill 营养不良评分（paediatric Yorkhill malnutrition score，PYMS）、儿童营养不良筛查工具（screening tool for the assessment of malnutrition in paediatrics，STAMP）。

PNRS 是 2000 年法国设计的首个儿童营养风险筛查工具。研究显示，患儿高营养风险与住院期间体重丢失较多有关，但筛查时需记录入院后 48 小时的饮食情况，比较复杂、耗时。

STRONG$_{kids}$ 是 2009 年荷兰开发的一项筛查工具，联合应用主观临床评估、疾病风险、营养摄入和体重丢失来评估儿童营养风险，不仅给出高、中、低营养风险的评估方式，还包括不同营养风险的干预和随访措施，但需要儿科医生进行临床评估，专业性强，不太适合护士和其他健康管理人员使用。

PYMS 是 2009 年基于欧洲临床营养代谢学会（ESPEN）关于营养筛查指南基础上发展的一项患病儿童营养风险筛查工具。由 BMI、体重变化、营养摄入和疾病对营养状况的影响 4 部分组成，操作简单易行，适合多学科人员使用。对 5 个中心 1571 例患儿评估营养风险，显示有较高的灵敏度和阳性预测值，但该工具不适用于 1 岁以内的婴儿。

STAMP 是 2008 年由 Mc Carthy 制定，被欧洲儿科胃肠肝病与营养学会推荐作为住院患儿营养风险管理的工具，由疾病风险（0～3 分）、膳食调查（0～3 分）和生长发育情况（0～3 分）三部分组成。总评分 0～1 分为低度营养风险，2～3 分为中度风险，4～9 分为高度营养风险（表 30）。该工具与全面营养评估（包括体格检查、膳食调查、营养相关生化指标）有较高的一致性，针对儿童营养状态和生长发育具有较高的灵敏性和特异性，操作方便，适合多学科人员使用。

表 30　儿童营养不良筛查工具（STAMP）

| 项目 | 内容 | 分值 |
|---|---|---|
| 疾病风险 | 不存在：无手术、诊断性操作和检查 | 0 分 |
| | 可能存在：饮食行为问题，心脏病，脑瘫，唇 / 腭裂，乳糜泻，糖尿病，胃食管反流，小手术，神经肌肉病，精神疾病，呼吸道合胞病毒感染，单一食物过敏 / 不耐受 | 2 分 |
| | 肯定存在：肠衰竭 / 顽固性腹泻，烧伤 / 严重创伤，CD，囊性纤维化，吞咽困难，肝脏疾病，大手术，多种食物过敏 / 不耐受，积极治疗中的肿瘤，肾病 / 肾衰竭，先天性代谢异常 | 3 分 |
| 膳食调查 | 饮食无变化且营养摄入良好 | 0 分 |
| | 近期饮食摄入减少一半以上 | 2 分 |
| | 无饮食摄入 | 3 分 |
| 生长发育[#] | Z 值：–2 ～ 2（–2 ～ 1） | 0 分 |
| | Z 值：–3 ～ –2（1 ～ 2） | 1 分 |
| | Z 值：< –3 或 > 3（2） | 3 分 |

注：生长发育[#] 参照标准：0 ～ 5 岁依据其年龄的体重评价，> 5 岁者依据其年龄的 BMI 评价。括号内数值指 5 ～ 18 岁者年龄的 BMI 评价标准。

近期一项 Meta 分析以上 4 种筛查工具评估住院患儿营养风险的准确性，结果没有证据表明哪一种营养风险筛查工具更佳。一项小样本研究比较这 4 种筛查工具在 IBD 患儿（$n$=46）使用结果的一致性和有效性，表明 STAMP、STRONG$_{kids}$ 和 PNRS 筛查结果的一致性较好，但筛查结果与人体测量指标没有很好的一致性。近期国内少数研究显示，STAMP 评分能准确筛查营养不良患儿，预测重症肺炎和外科患儿的不良临床结局，高风险患儿在给予营养支持后风险下降。但 STAMP 评分是否适合我国 IBD

患儿的营养风险筛查，尚需进一步研究。

（2）儿童 IBD 患者的营养评定

目前针对儿童 IBD 患者的综合营养评估工具研究较少。伊朗学者用 SGA 和客观指标（包括人体测量和生化检验等）评估 140 名 2 ~ 12 岁住院儿童的营养状况。结果 SGA 法评估 IBD 患儿的营养状况的敏感性较高，评估营养不足率高于客观评定法（70.7% *vs.* 48.5%），但两种方法评估结果的一致性不高（$k$=0.336，$P < 0.001$）。

目前对 IBD 患儿的营养评定主要采用全面营养评定法，包括膳食调查、临床体格检查、体格生长评价和实验室检验四方面。

1）膳食摄入评估：采用询问法询问儿童刚刚吃过的食物或过去一段时间吃过的食物。询问法又分为 24 小时回忆法、膳食史法和食物频度法。询问法简单，易于临床使用，但因结果受被调查对象报告情况的影响等不够准确，采用 24 小时回忆法一般至少调查 2 ~ 3 次。结合《中国食物成分表 2002》和《中国食物成分表 2009》，量化评估儿童 IBD 患者的饮食摄入量（可由有经验的临床营养师协助获取和分析），对识别营养素摄入不足，评估饮食和生化指标、慢性疾病的关系非常重要，是目前应用最多的方法。膳食调查时应详细记录：进餐时间、食物种类、进餐地点（家里或餐馆）、烹制方式、营养补充剂应用等。了解患儿的食欲、食物过敏史 / 不耐受等，对婴幼儿了解喂养史。

2）临床评估：① 相关症状：如吞咽困难、口腔溃疡、恶心、呕吐、腹泻、腹痛等，可能影响营养素摄入，应予记录。② 营养不良的临床表现：蛋白质－能量营养不良（protein-energy malnutrition，PEM）患儿早期可表现为活动减少、精神较差、体重生长速度不增，身高（身长）不受影响。随营养不良加重，体重逐渐下降，主要表现为消瘦，皮下脂肪逐渐减少以致消失，皮肤干燥、苍白、渐失去弹性，额部出现皱纹，肌张力渐降低，肌肉松弛，肌肉萎缩呈"皮包骨"时，四肢可有挛缩，骨骼生长缓慢，身高亦低于正常。重度 PEM 患儿可有精神萎靡，反应差，体温偏低，脉细无力，无食欲，腹泻、便秘交替。血浆 ALB 明显降低时，可表现凹陷性水肿。

儿童 IBD 患者容易出现维生素 A、维生素 D、维生素 E、维生素 K、维生素 $B_{12}$、叶酸以及钙、镁、铁、锌等微量营养素缺乏的表现，如贫血、口腔溃疡、毛发改变、骨质疏松、生长迟缓、免疫力下降等。一些微量营养素缺乏的临床表现见表31。

表31　某些维生素和矿物质缺乏的症状和体征

| 元素 | 缺乏的症状 |
| --- | --- |
| 维生素 A | 夜盲症、干眼症、角膜软化、毛囊角化过度、皮疹、指甲变脆易折、龋齿、贫血 |
| 维生素 $B_1$ | 脚气病、心肌病、周围神经病变和脑病 |
| 维生素 $B_2$ | 唇干裂、舌炎、口角炎 |
| 维生素 $B_6$ | 癫痫、贫血、易激惹 |

续表

| 元素 | 缺乏的症状 |
|---|---|
| 维生素 $B_{12}$ | 巨幼红细胞性贫血、神经病变、感觉异常、舌炎 |
| 维生素 C | 坏血病：牙龈、皮肤、骨骼的毛细血管出血，伤口愈合慢 |
| 维生素 D | 手足搐溺、佝偻病、骨软化症 |
| 维生素 E | 溶血（早产儿）、周围神经病 |
| 维生素 K | 淤斑、出血 |
| 叶酸 | 巨细胞性贫血、口腔炎感觉异常、舌炎 |
| 烟酸 | 糙皮病、腹泻、皮炎 |
| 钙 | 骨软化症、手足搐溺 |
| 镁 | 低钙血症、低钾血症、震颤、无力、心律失常 |
| 铁 | 贫血、行为异常 |
| 锌 | 生长障碍、免疫力下降、脱发、皮肤粗糙、皮炎、地图舌、味觉减退、口腔溃疡、伤口愈合延迟、夜盲、贫血 |

3）体格生长评价：营养合理的最佳表现是儿童生长适度。评价儿童体格生长的最常用指标包括体重、身高/身长（＜3岁）及 BMI。通常将 IBD 患儿年龄别身高（身长）、年龄别体重、身高（身长）别体重、年龄别 BMI 等指标的测量结果与参考人群生长标准比较。目前国内常用的参考值包括世界卫生组织（WHO）0～5岁儿童生长发育标准（生长曲线图可在网站 http：//www.who.int//childgrowth/standards/en/ 下载）和 2005 年中国九大城市 0～18岁儿童青少年生长发育参考标准（两者 0 月龄～5岁的标准很接近）。

对于 0 月龄～5 岁儿童的体格生长评价，可用均值离差法、百分位数法和 Z 评分法（WHO 推荐用 Z 评分法评价婴幼儿的营养状况）。对于 6～17 岁儿童体格生长评价方法包括均值离差法和百分位数法，但目前一般都采用百分位数法。因为正常儿童生长发育状况多呈正态分布，常用均值离差法，以均值 ± 标准差（SD）表示。但样本常呈偏正态分布，而当测量值呈偏正态分布时，百分位数法能更准确反映所测数值的分布情况；测量值呈正态分布时，百分位数法与均值离差法两者相应数相当接近。临床实践中，采用百分位数法评价儿童营养状况更容易被患儿及家属理解。

生长速度评价更能真实反映 IBD 患儿的生长状况。对某一单项体格生长指标定期连续测量（纵向观察），将获得该项指标在某一年龄阶段的增长值与参照人群值比较，得到该儿童该项体格生长指标的生长速度。以生长曲线表示生长速度最简单、直观。定期体格检查是评价 IBD 患儿生长速度的关键。可用等级划分法分析横断面体格生长指标的测量值（表 32）。

表 32　五等级划分方法分析横断面体格生长指标的测量值

| 等级 | 均值离差法 | 百分位数法（$P_n$） | Z 评分 |
| --- | --- | --- | --- |
| 上 | ＞均值 + 2SD | ＞ $P_{97}$ | ＞ +2 |
| 中上 | 均值+（1SD-2SD） | $P_{75}$ ～ $P_{97}$ | +1 ～ +2 |
| 中 | 均值 ±1SD | $P_{25}$ ～ $P_{75}$ | −1 ～ +1 |
| 中下 | 均值 −（1SD ～ 2SD） | $P_3$ ～ $P_{25}$ | −1 ～ −2 |
| 下 | ＜均值 −2SD | ＜ $P_3$ | ＜ −2 |

0 月龄～ 5 岁儿童的生长发育评价方法：WHO 推荐用 Z 评分法评价婴幼儿的营养状况。我国目前也用均值离差法和百分位法进行较小儿童的体格生长评价。

Z 评分 =[ 婴幼儿身长或体重的测量值 – 该年龄婴幼儿标准身长或体重的中位数 ]/ 该年龄婴幼儿身长或体重的标准差。

Z 评分的意义：将某个婴幼儿的测量值与推荐的理想婴幼儿群体的数据进行比较，该婴幼儿的生长数据高于这个群体中的一般水平，则 Z 评分为正值，反之则 Z 评分为负值。Z 评分绝对值越小（最小为 0），说明该婴幼儿生长状况越接近一般水平；Z 评分绝对值越大，说明该婴幼儿的生长状况越好或者越差。也就是说，Z 评分越大（正值），婴幼儿生长指标越高于同伴；Z 评分越小（负值），婴幼儿生长指标越低于同伴。

判断 0 月龄～ 5 岁儿童的身高（长）是否正常可采用年龄别身长 / 身高 Z 评分（年龄别身长 Z 评分适用于 2 周岁以内，年龄别身高 Z 评分适用于 2 周岁以上的儿童）、百分位数法、均值离差法判断（表 33）。如果身长 / 身高低于同年龄、同性别参照人群值的均值 –2SD 定义为生长迟缓，相应的年龄别身长 / 身高低于第 3 百分位（＜ $P_3$），或年龄别身长 / 身高 Z 评分＜ –2，主要反映慢性长期营养不良。

表33 0月龄～5岁儿童的身高（长）评价

| 均值离差法 | 百分位数法（$P_n$） | 年龄别身长/身高Z评分 | 结果判断 |
|---|---|---|---|
| 均值±2SD | $P_3 \sim P_{97}$ | $-2 \sim +2$ | 身长/身高正常范围 |
| <均值 −2SD | $< P_3$ | $< -2$ | 生长迟缓 |
| 均值 −2SD ～ −3SD | — | $-2 \sim -3$ | 中度生长迟缓 |
| <均值 −3SD | — | $< -3$ | 重度生长迟缓 |

举例：女童，1岁，身长68cm。对照WHO制定6月龄～2岁女孩年龄别身长Z评分（箭头指示）（图8），其年龄别身长Z评分 $< -2$，属于生长迟缓，应定期追踪其身长生长状况。

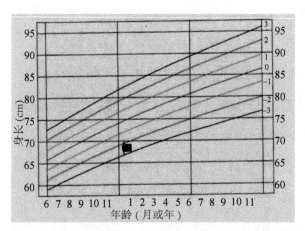

图8 6月龄～2岁女孩年龄别身长Z评分（彩图见彩插8）

判断0月龄～5岁儿童的体重是否正常可采用年龄别体重Z评分、百分位数法、均值离差法判断（表34）。如果体重低于同年龄、同性别参照人群值的均值 −2SD 或第3百分位（$< P_3$），定义为体重低下。相应的年龄别体重Z评分 $< -2$，主要反映急性或慢性营养不良。

表34 0月龄～5岁儿童的体重评价

| 均值离差法 | 百分位数法（$P_n$） | 年龄别体重 Z 评分 | 结果判断 |
|---|---|---|---|
| 均值 ±2SD | $P_3 \sim P_{97}$ | $-2 \sim +2$ | 体重正常范围 |
| ＜均值 −2SD | ＜ $P_3$ | ＜ −2 | 体重低下 |
| 均值 −2SD ～ −3SD | — | $-2 \sim -3$ | 中度体重低下 |
| ＜均值 −3SD | — | ＜ −3 | 重度体重低下 |

举例：男婴，3个月，体重4.7kg。对照中国0～3岁男童身长、体重百分位曲线图（图9），可看出该男婴的体重处于同性别、同年龄的 $P_3$ 以下，判断为体重低下，应定期追踪其体重生长状况。

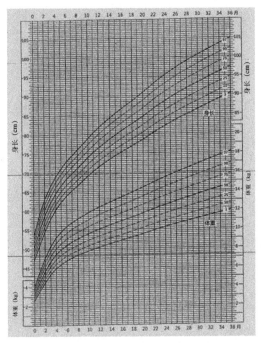

图9 中国0～3岁男童身长体重百分位曲线（彩图见彩插9）

判断 0 月龄～ 5 岁儿童属于消瘦、超重和肥胖（表 35）：如果身高 / 身长别体重 Z 评分＜ –2，或体重低于同性别、同身高参照人群均值 –2SD 或第 3 百分位（＜ P₃），定义为消瘦，主要反映近期、急性营养不良。

表 35　0 月龄～ 5 岁儿童消瘦的评价

| 身高 / 身长别体重均值离差法 | 身高 / 身长别体重百分位数法（Pₙ） | 身高 / 身长别体重 Z 评分 | 结果判断 |
| --- | --- | --- | --- |
| 均值 ±1SD | $P_{25} \sim P_{75}$ | $-1 \sim +1$ | 正常范围，表明体型正常 |
| 均值 –1SD ～ –2SD | $P_3 \sim P_{25}$ | $-1 \sim -2$ | 偏瘦 |
| ＜均值 –2SD | ＜ $P_3$ | ＜ –2 | 消瘦 |
| 均值 –2SD ～ –3SD | — | $-2 \sim -3$ | 中度消瘦 |
| ＜均值 –3SD | — | ＜ –3 | 重度消瘦 |

举例：男婴，4 月龄，身长 65cm，体重 6kg。对照 0 ～ 6 月龄男孩身长别体重 Z 评分（灰色箭头指示，图 10），其身长别体重 Z 评分＜ –2，属于消瘦，应定期追踪其体重、身长生长状况。

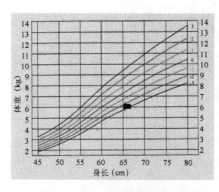

图 10　0 ～ 6 月龄男孩身长别体重 Z 评分（彩图见彩插 10）

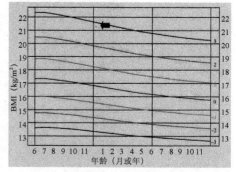

图 11　6 月龄～ 2 岁男孩年龄别 BMI Z 评分（彩图见彩插 11）

　　如果身高／身长别体重 Z 评分＞ 2，或身高／身长别体重＞$P_{97}$，或年龄别 BMI Z 评分＞ 2，或年龄别 BMI ＞ $P_{97}$，考虑为超重（表 36，图 11）。

表 36　0 月龄～ 5 岁儿童超重和肥胖的评价

| 年龄别 BMI 百分位数法（$P_n$） | 年龄别 BMI Z 评分 | 身高／身长别体重百分位数法（$P_n$） | 身高／身长别体重 Z 评分 | 结果判断 |
| --- | --- | --- | --- | --- |
| $P_{75} \sim P_{97}$ | +1 ～ +2 | $P_{75} \sim P_{97}$ | +1 ～ +2 | 超重风险 |
| ＞ $P_{97}$ | +2 ～ +3 | ＞ $P_{97}$ | +2 ～ +3 | 超重 |
| — | ＞ +3 | — | ＞ +3 | 肥胖 |

　　举例：男童，1 岁，身长 78cm，体重 12.5kg，BMI=12.5÷0.78÷0.78= 20.5kg/m²，对照 6 月龄～ 2 岁男孩年龄别 BMI Z 评分（箭头指示，图 11），其年龄别体质指数（BMI）Z 评分大于 2，属于超重。

　　6 ～ 17 岁儿童的生长发育评价方法：常用评价指标包括年龄别身高、年龄别体重、年龄别 BMI。

　　生长曲线比对法：将身高、体重实测值分别与"中国 6 ～ 18 岁儿童青少年身高、体重标准差（或百分位）曲线图"上的刻度值比较。如果身高低于同年龄、同性别参照人群值的均值 –2SD 或＜ $P_3$ 定义为生长迟缓；如果体重低于同年龄、同性别参照人群值的均值 –2SD 或＜ $P_3$，定义为体重低下。所有测量数据（包括病前身高）需记录在相应标准表格或参考曲线上，注意近期体重变化（尤其是伴随腹痛、腹泻和乏力发生的）。

查表法：将身高值与"中国6～18岁男女学龄儿童青少年年龄别身高筛查生长迟滞界值点（cm）"（表37）比较，排除生长迟滞者，再参照"中国6～18岁男女学龄儿童青少年年龄别BMI筛查消瘦界值点"（表38）筛查消瘦者。

表37 中国6～18岁男女学龄儿童青少年年龄别身高筛查生长迟滞界值点（cm）

| 年龄（岁） | 男生 | | 女生 | |
|---|---|---|---|---|
| | 生长迟滞 | 身材矮小 | 生长迟滞 | 身材矮小 |
| 6.0～# | 106.3 | 108.7 | 105.7 | 107.9 |
| 6.5～# | 109.5 | 111.9 | 108.0 | 109.5 |
| 7.0～ | 111.3 | 114.0 | 110.1 | 111.3 |
| 7.5～ | 112.8 | 115.8 | 111.8 | 112.7 |
| 8.0～ | 115.4 | 118.2 | 114.5 | 115.7 |
| 8.5～ | 117.6 | 120.1 | 116.8 | 118.1 |
| 9.0～ | 120.6 | 122.9 | 119.5 | 120.9 |
| 9.5～ | 123.0 | 125.2 | 121.7 | 123.2 |
| 10.0～ | 125.2 | 127.4 | 123.9 | 125.4 |
| 10.5～ | 127.0 | 129.2 | 125.7 | 127.2 |
| 11.0～ | 129.1 | 131.8 | 128.6 | 130.6 |
| 11.5～ | 130.8 | 134.0 | 131.0 | 133.4 |
| 12.0～ | 133.1 | 136.5 | 133.6 | 135.6 |
| 12.5～ | 134.9 | 138.5 | 135.7 | 137.4 |
| 13.0～ | 136.9 | 141.0 | 138.8 | 140.6 |
| 13.5～ | 138.6 | 143.0 | 141.4 | 143.3 |

续表

| 年龄（岁） | 男生 | | 女生 | |
|---|---|---|---|---|
| | 生长迟滞 | 身材矮小 | 生长迟滞 | 身材矮小 |
| 14.0 ～ | 141.9 | 146.6 | 142.9 | 145.1 |
| 14.5 ～ | 144.7 | 149.5 | 144.1 | 146.5 |
| 15.0 ～ | 149.6 | 154.0 | 145.4 | 147.3 |
| 15.5 ～ | 153.6 | 157.7 | 146.5 | 148.0 |
| 16.0 ～ | 155.1 | 158.7 | 146.8 | 148.2 |
| 16.5 ～ | 156.4 | 159.6 | 147.0 | 148.4 |
| 17.0 ～ | 156.8 | 160.1 | 147.3 | 148.6 |
| 17.5 ～ 18.0 | 157.1 | 160.5 | 147.5 | 148.7 |

注：# 采用 WHO 标准。

表 38　中国 6 ～ 18 岁男女学龄儿童青少年年龄别 BMI 筛查消瘦界值点（kg/m²）

| 年龄（岁） | 男生 | | 女生 | |
|---|---|---|---|---|
| | 中重度消瘦 | 轻度消瘦 | 中重度消瘦 | 轻度消瘦 |
| 6.0 ～ | 13.2 | 13.4 | 12.8 | 13.1 |
| 6.5 ～ | 13.4 | 13.8 | 12.9 | 13.3 |
| 7.0 ～ | 13.5 | 13.9 | 13.0 | 13.4 |
| 7.5 ～ | 13.5 | 13.9 | 13.0 | 13.5 |
| 8.0 ～ | 13.6 | 14.0 | 13.1 | 13.6 |
| 8.5 ～ | 13.6 | 14.0 | 13.1 | 13.7 |
| 9.0 ～ | 13.7 | 14.1 | 13.2 | 13.8 |
| 9.5 ～ | 13.8 | 14.2 | 13.2 | 13.9 |
| 10.0 ～ | 13.9 | 14.4 | 13.3 | 14.0 |
| 10.5 ～ | 14.0 | 14.6 | 13.4 | 14.1 |

续表

| 年龄（岁） | 男生 | | 女生 | |
|---|---|---|---|---|
| | 中重度消瘦 | 轻度消瘦 | 中重度消瘦 | 轻度消瘦 |
| 11.0 ～ | 14.2 | 14.9 | 13.7 | 14.3 |
| 11.5 ～ | 14.3 | 15.1 | 13.9 | 14.5 |
| 12.0 ～ | 14.4 | 15.4 | 14.1 | 14.7 |
| 12.5 ～ | 14.5 | 15.6 | 14.3 | 14.9 |
| 13.0 ～ | 14.8 | 15.9 | 14.6 | 15.3 |
| 13.5 ～ | 15.0 | 16.1 | 14.9 | 15.6 |
| 14.0 ～ | 15.3 | 16.4 | 15.3 | 16.0 |
| 14.5 ～ | 15.5 | 16.7 | 15.7 | 16.3 |
| 15.0 ～ | 15.8 | 16.9 | 16.0 | 16.6 |
| 15.5 ～ | 16.0 | 17.0 | 16.2 | 16.8 |
| 16.0 ～ | 16.2 | 17.3 | 16.4 | 17.0 |
| 16.5 ～ | 16.4 | 17.5 | 16.5 | 17.1 |
| 17.0 ～ | 16.6 | 17.7 | 16.6 | 17.2 |
| 17.5 ～ 18.0 | 16.8 | 17.9 | 16.7 | 17.3 |

采用"中国学龄儿童青少年超重、肥胖筛查 BMI 界点"（表 39）判断 7 ～ 17 岁儿童青少年是否存在超重或肥胖。6 岁儿童采用 WHO 标准。需要说明的是，相对体重测量，身高别体重或 BMI 可提供生长和营养状况的更全面描述。IBD 患儿的营养不良包括营养不足和超重 / 肥胖，关注体格指标的动态变化有重要意义，应及时进行营养评定和营养干预。

表 39　中国学龄儿童青少年超重、肥胖筛查 BMI 界点

| 年龄（岁） | 男生 | | 女生 | |
|---|---|---|---|---|
| | 超重 | 肥胖 | 超重 | 肥胖 |
| 7 ～ | 17.4 | 19.2 | 17.2 | 18.9 |
| 8 ～ | 18.1 | 20.3 | 18.1 | 19.9 |
| 9 ～ | 18.9 | 21.4 | 19.0 | 21.0 |
| 10 ～ | 19.6 | 22.5 | 20.0 | 22.1 |
| 11 ～ | 20.3 | 23.6 | 21.1 | 23.3 |
| 12 ～ | 21.0 | 24.7 | 21.9 | 24.5 |
| 13 ～ | 21.9 | 25.7 | 22.6 | 25.6 |
| 14 ～ | 22.6 | 26.4 | 23.0 | 26.3 |
| 15 ～ | 23.1 | 26.9 | 23.4 | 26.9 |
| 16 ～ | 23.5 | 27.4 | 23.8 | 27.4 |
| 17 ～ 18 | 23.8 | 27.8 | 23.8 | 27.7 |

另外，皮下脂肪厚度是判断儿童营养不良程度的重要指标之一。患儿出现蛋白质－能量营养不良（PEM）时，皮下脂肪消耗的顺序先是腹部，其次为躯干、臀部、四肢，最后为面颊。治疗过程中定期测量不同部位皮下脂肪厚度，如腹壁、肩胛下角、肱三头肌等处，可反映皮下脂肪消耗情况；也可根据回归方程估计体脂肪。

我国 7 ～ 12 岁儿童皮褶厚度估计体脂肪回归方程式：男性 F（%）=6.9314+0.4284X，女性 F（%）=7.8960+0.4577X，F 为体脂肪，X 为三头肌皮褶厚度与肩胛下角部皮褶厚度之和（mm）。

上臂围代表肌肉、骨骼、皮下脂肪和皮肤的生长，因此，在无条件测量体重、身高时，可用测量左上臂围来筛查 1 ～ 5 岁小儿的营养状况，＞ 13.5cm 为营养良好，12.5 ～ 13.5cm 为营养中等，＜ 12.5cm 为营养不良。

4）营养状况生化指标

① ALB：如前所述，检测血清 ALB 可用于内脏蛋白状况的评价，反映儿童的蛋白质营养状况。白蛋白＜ 35g/L 可判定为蛋白质缺乏。但异常血清 ALB 浓度通常可反映对以下几种情况的急性代谢反应：发热、感染、来自感染的慢性分解代谢（并非来自去脂体重的损耗）。某些药物（皮质类固醇、胰岛素等）也能改变 ALB 的数值。IBD 患者血清 ALB 与肠道炎症的关系往往比与营养状况的关系更大。

② 前白蛋白（PA，转甲状腺素）：其半衰期（$t_{1/2}$ 1.9 天）明显短于 ALB（$t_{1/2}$ 14 ～ 20 天），用来评估营养支持的效益较 ALB 更灵敏。

③ 转铁蛋白：也可评估 IBD 患儿的营养状况，但不比 ALB 和 PA 有优势，易受复杂因素的影响。

④ 另外，IBD 患儿发生营养不良时，可伴有贫血、低血糖、淋巴细胞计数下降，血清维生素 A、维生素 D 等缺乏。

儿童 HGB 界值以 WHO 制定的贫血诊断标准作为参考值，海拔调整后的贫血诊断标准为：原诊断标准 ×[1+4%× 调查点海拔高度（m）/1000]，见表 40。

表 40　儿童 HGB 正常下限值

| 年龄 | HGB 正常下限值（g/L） |
| --- | --- |
| 5 ～ 11 岁 | 115 |
| 12 ～ 14 岁 | 120 |
| 15 岁以上女生 | 120 |
| 15 岁以上男生 | 130 |

维生素 A 缺乏：血浆维生素 A 浓度＜ 100μg/L；维生素 A 亚临床缺乏：100μg/L ≤血浆维生素 A ＜ 200μg/L；维生素 D 缺乏：血清 25（OH）$D_3$ ＜ 50nmol/L（20ng/ml）；维生素 D 不足：52 nmol/L（21ng/ml）≤血清 25（OH）$D_3$ ＜ 72nmol/L（29ng/ml）。

另外，有条件单位可用生物电阻抗等技术测定较大患儿的体内总脂肪量和水分等，有助于评估其营养状况。对于有骨病危险的患儿，采用影像学测定骨密度和骨矿物质含量。

## 参考文献

1. Guagnozzi D, González-Castillo S, Olveira A, et al.Nutritional treatment in inflammatory bowel disease. An update.Rev Esp Enferm Dig, 2012, 104（9）：479-488.

2. 中华医学会消化病学分会炎症性肠病学组 . 炎症性肠病营养支持治疗专家共识（2013·深圳）. 中华内科杂志, 2013, 52（12）：1082-1087.

3. 魏天桐，王卉，高媛，等 . 北京大学第一医院消化内科 2015 年住院患者营养风险筛查和营养支持调查.实用预防医学，2017，24（4）：419-422.

4. 张允，郝素娟，童淑萍，等.炎症性肠病住院患者营养风险与临床结局的相关性及影响因素分析.中华现代护理杂志，2016，22（26）：3749-3752.

5. 武芸，何瑶，陈芳，等.克罗恩病患者的营养风险筛查.中华医学杂志，2016，96（6）：442-446.

6. Poulia KA，Klek S，Doundoulakis I，et al.The two most popular malnutrition screening tools in the light of the new ESPEN consensus definition of the diagnostic criteria for malnutrition.Clin Nutr，2017，36（4）：1130-1135.

7. 张允，李惠玲，童淑萍.营养不良通用筛查工具和营养风险筛查 2002 在炎症性肠病住院患者中应用效果的比较.解放军护理杂志，2015，32（10）：29-32，37.

8. Bryant RV，Trott MJ，Bartholomeusz FD，et al.Systematic review: body composition in adults with inflammatory bowel disease.Aliment Pharmacol Ther，2013，38（3）：213-225.

9. 张建国，张德厚，刘朔，等.MNA 和 SGA 在评价炎症性肠病病人营养状况中的应用.肠外与肠内营养，2015，22（6）：348-350，354.

10. Huysentruyt K，Devreker T，Dejonckheere J，et al.Accuracy of Nutritional Screening Tools in Assessing the Risk of Undernutrition in Hospitalized Children.J Pediatr Gastroenterol Nutr，2015，61（2）：159-166.

11. Wiskin AE，Owens DR，Cornelius VR，et al.Paediatric nutrition risk scores in clinical practice: children with inflammatory bowel disease.J Hum Nutr Diet，2012，25（4）：319-322.

12. 郭晓辉，孙艳峰，王江波，等．营养风险筛查对重症肺炎儿童不良临床结局的评估．中国当代儿科杂志，2017，19（3）：322-326.

13. 谢周龙龙，洪莉，冯一，等．运用改良 STAMP 评分对 1201 例外科住院患儿进行营养风险评估及临床结局相关性分析．中华小儿外科杂志，2012，33（10）：742-746.

14. 谢琪，洪莉，林媛，等．儿科住院患者营养状况及营养风险调查．临床儿科杂志，2013，31（8）：748-751.

15. 王陇德，马冠生．营养与疾病预防－医护人员读本．北京：人民卫生出版社，2015：100-104.

16. 王卫平．儿科学．8 版．北京：人民卫生出版社，2013：8-14.

（袁智敏　整理）

# 炎症性肠病患者的生活质量与情绪评价在 IBD 的系统评价中是最薄弱和最易忽略的环节

IBD 是一种慢性反复发作的肠道免疫性疾病，部分患者需要终生治疗。IBD 治疗的目的就是使损害的肠黏膜快速达到黏膜愈合，维持黏膜愈合，减少并发症的发生，提高患者的生活质量。而患者的情绪状况对 IBD 的发展与转归有重要的影响。当然，IBD 的治疗效果是其影响的基本因素，这在 IBD 的系统评价中是最薄弱和最易忽略的环节。

（1）IBD 生活质量的评价

IBD 生活质量的评价主要是对 IBD 患者的总体感觉和心情的评价。IBD 患者生存质量的评价专用量表有许多版本，其中以加拿大学者 Guyatt 等于 1989 年设计的 IBD 问卷（inflammatory bowel disease questionnaire，IBDQ）应用最广，其量表的信度和效度评价最为完整，目前国际上多采用 IBDQ 来评价 IBD 患者的生活质量。IBDQ 是用来调查 IBD 患者最近 2 周来的感觉、IBD 所引起的临床症状以及患者的总体感觉和心情变化。共有 32 个问题，每个问题均从 1 ～ 7 设有不同程度的答案，1 分表示程度最重，7 分表示程度最轻，量表总评分越高，生活质量越好（表41）。

表 41　IBD 生存质量问卷

| 问题 | 备选答案 | 答案 |
|---|---|---|
| 1. 过去的 2 周，你的大便次数有多频繁? | ①大便次数比过去任何时候更加频繁，或与过去最严重时同样；②极度频繁；③非常频繁；④大便次数频率有中度增加；⑤大便次数频率呈轻度增加；⑥大便次数频率稍微增加；⑦正常，大便次数频率没有增加 | |
| 2. 过去的 2 周，你有多少时间受到疲劳、筋疲力尽或乏力的影响? | ①所有时间；②大部分时间；③很多时间；④部分时间；⑤少部分时间；⑥很少时间；⑦没有影响 | |
| 3. 过去的 2 周，你有多少时间感觉到挫折、烦躁不安或不耐烦? | ①所有时间；②大部分时间；③很多时间；④部分时间；⑤少部分时间；⑥很少时间；⑦没有 | |
| 4. 过去的 2 周，你有多少时间因肠道问题影响到甚至不能去上学或工作? | ①所有时间；②大部分时间；③很多时间；④部分时间；⑤少部分时间；⑥很少时间；⑦没有 | |
| 5. 过去的 2 周，你有多少时间出现解稀便的现象? | ①所有时间；②大部分时间；③很多时间；④部分时间；⑤少部分时间；⑥很少时间；⑦没有 | |
| 6. 过去的 2 周，你精力情况如何? | ①完全没有精力；②精力感觉很少；③少许精力；④有些精力；⑤中等量精力；⑥精力很多；⑦精力比较旺盛 | |

| 问题 | 备选答案 | 答案 |
|---|---|---|
| 7. 过去的 2 周，你有多少时间忧虑你的肠道问题可能需要手术？ | ①所有时间；②大部分时间；③很多时间；④部分时间；⑤少部分时间；⑥很少时间；⑦没有 | |
| 8. 过去的 2 周，你有多少时间是因为肠道问题而导致推迟或取消社交活动？ | ①所有时间；②大部分时间；③很多时间；④部分时间；⑤少部分时间；⑥很少时间；⑦没有 | |
| 9. 过去的 2 周，你有多少时间因为腹部绞痛而烦恼？ | ①所有时间；②大部分时间；③很多时间；④部分时间；⑤少部分时间；⑥很少时间；⑦没有 | |
| 10. 过去的 2 周，你有多少时间感觉到身体不适？ | ①所有时间；②大部分时间；③很多时间；④部分时间；⑤少部分时间；⑥很少时间；⑦没有 | |
| 11. 过去的 2 周，你有多少时间担心外出找不到厕所而烦恼？ | ①所有时间；②大部分时间；③很多时间；④部分时间；⑤少部分时间；⑥很少时间；⑦没有 | |
| 12. 过去的 2 周，你原本想参加的休闲或体育活动因为肠道问题带来多大的困难？ | ①很大困难，无法进行活动；②很多困难；③中等度困难；④有些困难；⑤很少困难；⑥极少困难；⑦没有困难，根本没有限制活动 | |
| 13. 过去的 2 周，你有多少时间因腹痛（性质不定）而烦恼？ | ①所有时间；②大部分时间；③很多时间；④部分时间；⑤少部分时间；⑥很少时间；⑦没有 | |
| 14. 过去的 2 周，你有多少时间因失眠或夜间醒来而烦恼？ | ①所有时间；②大部分时间；③很多时间；④部分时间；⑤少部分时间；⑥很少时间；⑦没有 | |
| 15. 过去的 2 周，你有多少时间感觉到沮丧或抑郁？ | ①所有时间；②大部分时间；③很多时间；④部分时间；⑤少部分时间；⑥很少时间；⑦没有 | |
| 16. 过去的 2 周，你有多少时间因为想去的场所附近没有厕所而不去？ | ①所有时间；②大部分时间；③很多时间；④部分时间；⑤少部分时间；⑥很少时间；⑦没有 | |

续表

| 问题 | 备选答案 | 答案 |
| --- | --- | --- |
| 17. 总体来说过去的 2 周，大量放屁对你来说是一多大的问题？ | ①严重问题；②重大问题；③明显的问题；④有些麻烦；⑤很少麻烦；⑥绝少麻烦；⑦不麻烦 | |
| 18. 总体来说过去的 2 周，保持或达到你所希望的理想体重对你来说是一个多大的问题？ | ①严重问题；②重大问题；③明显的问题；④有些麻烦；⑤很少麻烦；⑥绝少麻烦；⑦不麻烦 | |
| 19. 许多肠病患者经常会因病而忧虑、担心。包括并发癌症，担心病情不会好转、疾病复发。总体来说过去的 2 周，你有多少时间为以上方面感到担心忧虑？ | ①所有时间；②大部分时间；③很多时间；④部分时间；⑤少部分时间；⑥很少时间；⑦没有 | |
| 20. 过去的 2 周，你有多少时间因感觉腹胀而烦恼？ | ①所有时间；②大部分时间；③很多时间；④部分时间；⑤少部分时间；⑥很少时间；⑦没有 | |
| 21. 过去的 2 周，你有多少时间感到心情放松、没有压力？ | ①完全没有时间；②少部分时间；③部分时间；④很多时间；⑤大部分时间；⑥几乎所有时间；⑦所有时间 | |
| 22. 过去的 2 周，你有多少时间出现便血的问题？ | ①所有时间；②大部分时间；③很多时间；④部分时间；⑤少部分时间；⑥很少时间；⑦没有 | |
| 23. 过去的 2 周，你有多少时间因你的肠道问题而面临尴尬？ | ①所有时间；②大部分时间；③很多时间；④部分时间；⑤少部分时间；⑥很少时间；⑦没有 | |
| 24. 尽管肠道是空的，但仍感觉要上厕所，过去的 2 周，你有多少时间因此而烦恼？ | ①所有时间；②大部分时间；③很多时间；④部分时间；⑤少部分时间；⑥很少时间；⑦没有 | |
| 25. 过去的 2 周，你有多少时间感觉心里难过、伤心流泪？ | ①所有时间；②大部分时间；③很多时间；④部分时间；⑤少部分时间；⑥很少时间；⑦没有 | |

续表

| 问题 | 备选答案 | 答案 |
|------|---------|------|
| 26. 过去的 2 周，你有多少时间因弄脏内裤而烦恼? | ①所有时间; ②大部分时间; ③很多时间; ④部分时间; ⑤少部分时间; ⑥很少时间; ⑦没有 | |
| 27. 过去的 2 周，你有多少时间因为肠道问题而感到生气或愤怒? | ①所有时间; ②大部分时间; ③很多时间; ④部分时间; ⑤少部分时间; ⑥很少时间; ⑦没有 | |
| 28. 过去的 2 周，你的肠道问题在多大程度影响到了你的性生活? | ①没有性生活; ②严重受限; ③中度受限; ④有些限制; ⑤稍有限制; ⑥极少限制; ⑦未受限 | |
| 29. 过去的 2 周，你有多少时间因恶心、胃脘不适而烦恼? | ①所有时间; ②大部分时间; ③很多时间; ④部分时间; ⑤少部分时间; ⑥很少时间; ⑦没有 | |
| 30. 过去的 2 周，你有多少时间感到急躁或易怒? | ①所有时间; ②大部分时间; ③很多时间; ④部分时间; ⑤少部分时间; ⑥很少时间; ⑦没有 | |
| 31. 过去的 2 周，你有多少时间感到不被他人所理解? | ①所有时间; ②大部分时间; ③很多时间; ④部分时间; ⑤少部分时间; ⑥很少时间; ⑦没有 | |
| 32. 过去的 2 周，你对自己的个人生活感到有多满意、幸福或开心? | ①大部分时间感到很不满意、不幸福; ②总体来说不满意、不幸福; ③有些不满意、不幸福; ④总体来说还是满意、幸福; ⑤大部分时间感到满意、幸福; ⑥大部分时间感到非常满意、幸福; ⑦很满意，没有比现在更幸福开心了 | |

总分

该量表只是描述 IBD 患者最近 2 周来的临床表现、感觉与心情，部分内容有一定的重叠，部分备选答案的划分不易区分。

同时，由于IBD是一种反复发作的慢性肠道自身免疫性疾病，药物治疗反应个体差异较大，因此，该量表只是IBD截断面的评价，不同的时期、不同阶段其评价的结果不同，所以，其结果的可比性就较差。该量表的设计较繁杂，同时不利于进一步的治疗，如抑郁与焦虑的治疗等。一般主要用于干预措施前后的对照研究。对IBD患者生存质量影响的因素为抑郁、焦虑、病情、病期与患者的年龄等。

（2）IBD的情绪评价

对于消化专科医生来说，在IBD的诊治过程中最重要的要了解IBD患者的情绪变化，以进一步确定是否需要进行治疗干预。因此，可利用汉姆顿抑郁量表（Hamilton Depression Scale，HAMD）或焦虑量表（Hamilton Anxiety Scale，HAMA）（需要专业人员进行评价）或抑郁自评量表（self-rating depression scale，SDS）让患者自行进行评价。

汉姆顿抑郁量表的版本有17项（即无18～24项）、21项（即无22～24项）和24项（完整版），一般非精神科医生使用17项版本就可以了，其总分能反映情绪的严重程度，并能很好地评价治疗效果。评分标准分3级与5级。3级评分中，0：无；1：轻中度；2：重度。5级评分中，0：无症状；1：轻微；2：有肯定症状，但不影响生活与活动；3：症状重，需处理，影响生活与活动；4：症状极重，严重影响生活。量表每次评定时间为10～15分钟（表42）。

结果判断：17 项版本：总分大于 24 分，可能为严重抑郁，大于 17 分可能为轻度或中度抑郁，小于 7 分为没有抑郁表现。对于 24 项版本，总分大于 35 分，可能为严重抑郁，大于 20 分可能为轻度或中度抑郁，小于 8 分为没有抑郁表现。

表 42　汉姆顿抑郁量表

| 项目 | 评分 |
|---|---|
| 1. 抑郁情绪 | 0　1　2　3　4 |
| 2. 有罪感 | 0　1　2　3　4 |
| 3. 自杀 | 0　1　2　3　4 |
| 4. 入睡困难 | 0　1　2 |
| 5. 睡眠不深 | 0　1　2 |
| 6. 早醒 | 0　1　2 |
| 7. 工作与兴趣 | 0　1　2　3　4 |
| 8. 迟缓：思维和言语缓慢、注意力难以集中、主动性减退 | 0　1　2　3　4 |
| 9. 激动 | 0　1　2　3　4 |
| 10. 精神性焦虑：自发性表述、忧虑、惊恐 | 0　1　2　3　4 |
| 11. 躯体性焦虑：口干、腹胀、腹泻、腹痛、心悸、头痛、尿频、出汗 | 0　1　2　3　4 |
| 12. 胃肠道症状：食欲减退、请求应用泻药或助消化药 | 0　1　2　3　4 |
| 13. 全身症状：周身不适、乏力 | 0　1　2 |
| 14. 性症状：性欲减退、月经紊乱 | 0　1　2 |
| 15. 疑病 | 0　1　2　3　4 |
| 16. 体重减轻 | 0　1　2 |

续表

| 项目 | 评分 |
|---|---|
| 17. 自知力：对疾病的认识（有病、无病） | 0 1 2 3 4 |
| 18. 日夜变化：A：早：症状出现在早上 | 0 1 2 |
|            B：夜：症状出现在傍晚 | 0 1 2 |
| 19. 人格或现实解体：指非真实感或妄想 | 0 1 2 3 4 |
| 20. 偏执症状 | 0 1 2 3 4 |
| 21. 强迫症状 | 0 1 2 |
| 22. 能力减退感 | 0 1 2 3 4 |
| 23. 绝望感 | 0 1 2 3 4 |
| 24. 自卑感 | 0 1 2 3 4 |

　　该量表方法简单，标准明确，易于掌握，但本量表不能鉴别抑郁与焦虑，因为两者的总分都有类似的升高，因此，对于非精神科医生来说，单用该量表可评价患者的抑郁与焦虑状况。

　　汉姆顿焦虑量表有 14 个项目，评分标准：0：无症状；1：轻微；2 有肯定症状，但不影响生活与活动；3：症状重，要处理，影响生活与活动；4：症状极重，严重影响生活。量表每次评定时间为 10 ～ 15 分钟（表 43）。结果评定标准：总分大于 29 分，可能为严重焦虑；大于 21 分，肯定有明显焦虑；大于 14 分，肯定有焦虑；大于 7 分，可能有焦虑；小于 7 分，没有焦虑。

表43 汉姆顿焦虑量表

| 项目 | 评分 |
|---|---|
| 1. 焦虑心境：担心、担忧，感到有最坏的事将要发生，易激动 | 0 1 2 3 4 |
| 2. 紧张：紧张、易疲劳，不能放松、易哭、感到不安 | 0 1 2 3 4 |
| 3. 害怕：害怕黑暗、陌生人、独处、动物、乘车和人多地方 | 0 1 2 3 4 |
| 4. 失眠：难以入睡、易醒、睡得不深、多梦、夜惊、醒后疲劳 | 0 1 2 3 4 |
| 5. 认知功能：记忆力差，注意力不能集中 | 0 1 2 3 4 |
| 6. 抑郁心境：丧失兴趣、对以往爱好缺乏快感、抑郁 | 0 1 2 3 4 |
| 7. 躯体性焦虑（肌肉系统）：肌肉酸痛、活动不灵活、声音发抖 | 0 1 2 3 4 |
| 8. 躯体性焦虑（感觉系统）：视物模糊、发冷发热、周身不适 | 0 1 2 3 4 |
| 9. 心血管系统症状：心动过速、心悸、胸痛、早搏 | 0 1 2 3 4 |
| 10. 呼吸系统症状：胸闷、窒息感、叹气、呼吸困难 | 0 1 2 3 4 |
| 11. 胃肠道症状：吞咽困难、嗳气、消化不良、肠鸣、腹泻、便秘、体重减轻 | 0 1 2 3 4 |
| 12. 生殖泌尿系统症状：尿频、尿急、停经、性冷淡、早泄、阳萎 | 0 1 2 3 4 |
| 13. 自主神经系统症状：口干、潮红、苍白、易出汗、起鸡皮疙瘩、紧张性头痛、毛发竖起 | 0 1 2 3 4 |
| 14. 会谈时行为表现：紧张、不能松弛、吞咽、打呃、心率快、呼吸快、易出汗、眼球突出 | 0 1 2 3 4 |

对于临床工作，可不用该量表，而用抑郁量表即可，但对于临床研究，则需要进行该量表评价。

抑郁自评量表与汉姆顿抑郁量表不同的是只需要患者进行自我评价，需要患者明确了解各项问题的意思，然后根据患者最近1周的实际情况进行评价。

评定方法：开始评定之前，先由评定员发给受检者 SDS 评分表，并要求认真阅读评分表上的说明。本量表评定由评定对象自行填写，进行自评前，一定要把各项目问题的含义弄明白，然后独自做出自我评定。如果文化程度太低，不能理解或看不懂问题的内容，可由评定员逐条念，由受检者独自做出评定。项目叙述方式分正性和负性提问，两类项目各占一半。应让受检者清楚正性提问项目（包括 2、5、6、11、12、14、16、17、18、20），评定时按反向评分，依次为 4、3、2、1 分。评定时间范围为过去 1 周。一次评定，可在 10 分钟内完成（表 44）。

结果分析：主要分析指标为总分。自评后，把 20 项评分相加，即得到总粗分。一般对总粗分要进行换算，用总粗分乘以1.25，取其整数部分，即得到标准分。正常标准总分值为 50 分以下，SDS 不能作为诊断工具。其标准总分可反映抑郁的轻重。50 ～ 59 分为轻度抑郁；60 ～ 69 分为中度抑郁；70 分以上为重度抑郁。

表 44　抑郁自评量表（SDS）

| 项目 | 选择项 | | | | 选择 |
| --- | --- | --- | --- | --- | --- |
| | 无 | 有时 | 经常 | 持续 | |
| 1. 我觉得闷闷不乐，情绪低沉 | A | B | C | D | |
| 2. 我觉得早晨的心情最好 | A | B | C | D | |
| 3. 我要哭或想哭 | A | B | C | D | |
| 4. 我晚上睡眠不好 | A | B | C | D | |

续表

| 项目 | 选择项 | | | | 选择 |
|---|---|---|---|---|---|
| | 无 | 有时 | 经常 | 持续 | |
| 5. 我吃饭跟平常一样多 | A | B | C | D | |
| 6. 我的性功能正常 | A | B | C | D | |
| 7. 我发觉我的体重在下降 | A | B | C | D | |
| 8. 我为便秘而烦恼 | A | B | C | D | |
| 9. 我心跳比平常快 | A | B | C | D | |
| 10. 我无缘无故地感到疲乏 | A | B | C | D | |
| 11. 我的头脑跟平常一样清楚 | A | B | C | D | |
| 12. 我觉得做事和往常一样容易 | A | B | C | D | |
| 13. 我坐卧不安,难以保持平静 | A | B | C | D | |
| 14. 我对将来感到有希望 | A | B | C | D | |
| 15. 我比平常容易生气激动 | A | B | C | D | |
| 16. 我觉得决定什么事很容易 | A | B | C | D | |
| 17. 我觉得自己是个有用的人,有人需要我 | A | B | C | D | |
| 18. 我的生活过得很有意思 | A | B | C | D | |
| 19. 我认为如果我死了,别人会生活得好些 | A | B | C | D | |
| 20. 平常感兴趣的事,我仍然照样感兴趣 | A | B | C | D | |

总粗分:　　　标准分:

　　IBD 患者的焦虑与抑郁情绪是影响生存质量的独立因素,并与生存质量呈负相关,持续处于焦虑、抑郁状态,可能会加重 IBD 患者的临床症状,减低患者疼痛的域值,从生理方面影响患者的健康和相关生存质量;同时焦虑、抑郁以及孤独感、情绪多变等情绪问题又会使患者不能正常地完成生活、工作和学习，并同时会与亲戚、朋友逐渐疏远，社交活动减少，从社会方面影响患者的生活质量。

　　对于 IBD 患者的达标治疗，不但要取得 IBD 的深度愈合，减少并发症，以取得长期愈合，并要求诊治后能够达到较高的生活质量，无明显的抑郁与焦虑状况。

## 参考文献

　　1. 钟英强，许哲，郭佳念. 埃索美拉唑和氟哌噻吨美利曲辛治疗伴有抑郁或焦虑的非糜烂性胃食管反流病. 中华消化杂志，2006，26（7）：444-447.

　　2. 钟英强，曾燕，蔡凤间. 在内科见习期间八年制医科博士生的 HAMA 与 HAMD 量表调查结果分析与对策. 中国高等医学教育，2011，（3）：55-56.

　　3. 文拉法辛缓释片治疗场以及综合征临床研究协作组. 文拉法辛缓释片加匹维溴铵治疗腹泻型肠易激综合征的多中心随机对照研究. 中华消化杂志，2013，33（5）：307-311.

　　4. 文拉法辛缓释片治疗场以及综合征临床研究协作组. 文拉法辛缓释片与匹维溴铵治疗无明显情绪障碍的腹泻型肠易激综合征的初步研究. 胃肠病学，2013，18（11）：658-662.

　　5. 钟英强，许哲，张世能，等. 联用文拉法辛与匹维溴胺治疗伴抑郁状态的腹泻型肠易激综合征的对照研究. 中国神经精神疾病杂志，2007，33（7）：435-437.

　　6. 周薇，尤黎明，李瑜元，等. 广州市炎症性肠病患者生存质量及其影响因素研究. 护理学报，2006，13（4）：17-19.

# 炎症性肠病的儿童生长发育评价是不可忽视的内容

　　IBD 的两个发病高峰分别在 10～20 岁和 50～70 岁，其中 20%～25% 的 IBD 患者在儿童期或青春期开始发病，近年来全球发病率呈逐年增高趋势，尤其是 CD 的发病率升高更加明显。与成年期起病的 IBD 不同，儿童 IBD 病因及进程更加复杂，不仅表现为反复发作的腹痛、腹泻及肠道外症状和全身表现，由于摄入不足、需要量增加、吸收不良、细胞因子诱发的生长激素抵抗及长期使用糖皮质激素，还可引起 IBD 儿童生长发育迟缓、青春期延迟及社会心理发育异常。因而，关注患儿的生长发育、健康相关生存质量（Health Related Quality of Life，HRQoL）对 IBD 患儿的成长显得尤为重要。

　　儿童处于快速生长发育阶段，正确评价儿童生长发育情况，及早发现问题，给予指导和干预，对促进其健康生长十分重要。采用准确的测量用具及统一的测量方法，根据参照人群值决定评价结果。WHO 推荐以美国国家卫生统计中心汇集的测量资料作为国际参照人群，我国则采用 2005 年中国九大城市儿童体格生长数据作为中国儿童参照人群值。通常从发育水平、生长速度及匀称程度三个方面评价。通过对国内外文献的学习，目前对于 IBD 患儿生长发育水平常用的指标有身高、体重、BMI，常用的参数有实际身高 (ht)、ht 标准偏差分数 (SDS) 或 z 值、ht 百分位数、ht 增长速度 (HV)、HV 标准偏差分数 (SDS) 或 Z 值等。由于儿童身高、体重还受到父母身高、遗传等因素的影响，因此采用生长速度变化更为准确。此外，还有去脂体重 (Fat Free Mass)、皮脂厚度、双能 X 线骨密度吸光检测等也在一定范围内被应用，但由于测量方法、费用的局限性，应用并不广泛。

IBD 患儿中，关于生长发育迟缓发生率的报道并不一致，主要取决于生长发育迟缓的定义。通常以年龄别身高的标准差或 3～4 个月内生长速度的变化来描述。具体参考标准种类较多，根据 WHO 生长参考标准，正常儿童身高及体重增长曲线 (图 12，图 13) 通常以身高或身高变化速度低于平均年龄 2 个或 2 个以上标准差作为生长迟缓的标准。体重减轻也是儿童 IBD 最常见的全身表现之一，通常以 BMI[ 体重 (kg) / 身高 $^2$ (m$^2$) ] 小于正常均值 2 个或 2 个以上标准差作为诊断标准。CD 患儿生长迟缓及体重低下的发病率明显高于 UC 患儿，是儿童 IBD 特有的甚至是早期唯一的临床表现。生长迟缓的病因是多因素的 (表 45)，目前已知的炎症、营养不良及激素治疗都是其发生的主要原因。

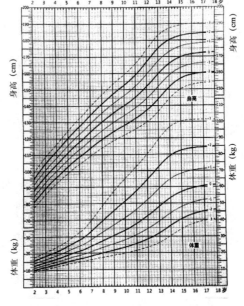

图 12　中国 2～18 岁男孩身高、体重标准差曲线（彩图见彩插 12）

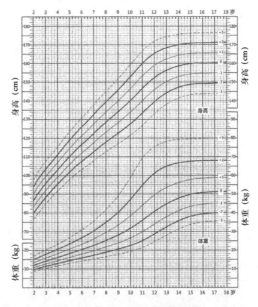

图 13　中国 2～18 岁女孩身高、体重标准差曲线（彩图见彩插 13）

表 45　IBD 儿童生长迟缓的病因

| 项目 | 病因 |
| --- | --- |
| 激素 / 细胞因子干预 IGF1-GH 轴 | IL-6 水平升高 |
| | IGF-1 水平下降 |
| | GH 抵抗 |
| | TNF 及 IL-1β 降低了纵向生长水平 |
| 营养 | 终末器官对性激素反应低下 |
| | 摄入减少：消化系统细胞因子激增诱发厌食 |
| | 蛋白质、脂肪、矿物质及维生素吸收不良 |

　　青春期延迟常伴发发育迟缓，还会导致骨盐沉积减少及生活质量下降，通常定义为女孩的乳房发育、男孩的睾丸增大晚于总体均值的 2.0 ～ 2.5 个标准差。根据我国 2009—2010 年度中国儿童青少年性发育现状的研究，目前我国正常儿童青少年性发育情况见表 46 与表 47。与女童相比，男童青春期持续时间较长，且生长增速更快，同年龄阶段 IBD 患儿中男童更容易发生生长发育迟缓。导致青春期延迟的可能原因包括：①营养不良：可导致月经初潮和性成熟的延迟。营养不良导致脂肪量减少，而脂肪的下降与青春期延迟存在关联，因为脂肪中富含芳香化酶，后者是诱导雄激素向雌激素转化及女性荷尔蒙产生的重要酶。②炎性因子和内分泌系统之间的相互作用：由于肿瘤坏死因子 TNF-α、白细胞介素（IL）-6 和 IL-1β 等促炎细胞因子的直接作用，IBD 患儿内分泌系统对激素的反馈机制被打乱。

表 46 第二性征 Tanner 分期

| 分期 | 乳房（B） | 睾丸、阴茎（G） |
|---|---|---|
| 1 | 幼儿型 | 幼儿型，睾丸直径 < 2.5cm（1～3ml） |
| 2 | 出现硬结，乳头及乳晕稍增大 | 双侧睾丸和阴囊增大；睾丸直径 >2.5cm（4～8ml）；阴囊皮肤变红、薄，起皱纹；阴茎稍增大 |
| 3 | 乳房和乳晕更大，侧面呈半圆状 | 阴囊、双侧睾丸增大，睾丸长径约 3.5cm（10～15ml）；阴茎开始增长 |
| 4 | 乳晕、乳头增大，侧面观突起于乳房半圆上 | 阴囊皮肤色泽变深，阴茎增长、增粗，阴茎头发育；睾丸长径约 4cm（15～20ml） |
| 5 | 成人型 | 成人型，睾丸长径 >4cm（>20ml） |

表 47 女孩乳房发育及男孩睾丸发育至不同水平的各百分位年龄（95%CI）

| 第二性征 | 百分位年龄 / 岁 | | | | |
|---|---|---|---|---|---|
| | P3 | P25 | P50（95%CI） | P75 | P97 |
| 女孩乳房发育 | | | | | |
| B2 | 6.83 | 8.72 | 9.69（9.63～9.75） | 10.67 | 12.42 |
| B3 | 8.27 | 10.40 | 11.59（11.53～11.66） | 12.78 | 14.92 |
| B4～5 | 9.39 | 12.09 | 13.59（13.52～13.67） | 15.10 | 17.80 |
| 男孩睾丸发育 | | | | | |
| G2 | 8.60 | 10.30 | 11.25（11.19～11.30） | 12.19 | 13.89 |
| G3 | 10.09 | 12.02 | 13.10（13.04～13.15） | 14.18 | 16.11 |
| G4～5 | 11.04 | 14.42 | 16.32（16.14～16.51） | 18.21 | 21.59 |

为了更好地评估儿童 IBD 生长发育情况，1990 年 30 位具有丰富儿童 IBD 临床管理经验的儿童胃肠病专家开发了儿童 CD 疾病活动指数（pediatric Crohn's disease activity index，PCDAI），见表 48。PCDAI 是主观的症状观察和包括体格检查、生长参数和实验室检测的客观指标，多年来经各国各地区的儿童 IBD 疾

病管理及研究验证，其较成人 CD 评分指数更贴近全球医师评价标准（PGA），不仅能反映患儿短期内的变化，也能反映长期的变化，包括身高生长速度指标对于患儿亦能做出恰当的评估。PCDAI 表中身高是诊断时的评价，在随访中采用：评价身高生长速率 ≥ –1 个标准差为 0 分，–1 ~ –2 个标准差为 5 分，≤ –2 个标准差为 10 分。

表 48　儿童克罗恩病活动指数

| 项目 | 评分 |
| --- | --- |
| 腹痛 | |
| 　无 | 0 |
| 　轻度，不影响日常生活 | 5 |
| 　中 / 重度、夜间加重、影响日常生活 | 10 |
| 每日排便次数 | |
| 　0 次、1 次稀便，无血便 | 0 |
| 　1 次、2 次带少许血的糊状便或 2 ~ 5 次水样便 | 5 |
| 　6 次以上水样便或肉眼血便或夜间腹泻 | 10 |
| 一般情况 | |
| 　好，活动不受限 | 0 |
| 　稍差，偶尔活动受限 | 5 |
| 　非常差，活动受限 | 10 |
| 体重 | |
| 　体重增长 | 0 |
| 　体重较正常轻 ≤ 10% | 5 |
| 　体重较正常轻 ≥ 10% | 10 |
| 身高 [a]（诊断时）或身高速率 [b] | |
| 　身高下降 1 个百分位等级内或身高生长速率在 –1 个标准差之内 | 0 |

续表

| 项目 | 评分 |
|---|---|
| 身高下降 1～2 个百分位等级或身高生长速率在 –1～–2 个标准差 | 5 |
| 身高下降 2 个百分位等级以上或身高生长速率在 –2 个标准差以下 | 10 |
| 腹部 | |
| 无压痛、无肿块 | 0 |
| 压痛或者无压痛肿块 | 5 |
| 压痛、肌卫、明确的肿块 | 10 |
| 肛周疾病 | |
| 无或无症状皮赘 | 0 |
| 1～2 个无痛性瘘管、无窦道、无压痛 | 5 |
| 活动性瘘管、窦道、压痛、脓肿 | 10 |
| 肠外疾病° | |
| 无 | 0 |
| 1 个表现 | 5 |
| ≥2 个表现 | 10 |
| 红细胞比容（%） | |
| 男、女（＜10 岁）≥33；女（10～19 岁）≥34；男（11～15 岁）≥35；男（15～19 岁）≥37 | 0 |
| 男、女（＜10 岁）28～32；女（10～19 岁）29～33；男（11～15 岁）30～34；男（15～19 岁）32～36 | 2.5 |
| 男、女（＜10 岁）＜28；女（10～19 岁）＜29；男（11～15 岁）＜30；男（15～19 岁）＜32 | 5 |
| 红细胞沉降率（mm/h） | |
| ＜20 | 0 |
| 20～50 | 2 |
| ＞50 | 5 |

续表

| 项目 | 评分 |
| --- | --- |
| 清蛋白（g/L） | |
| >35 | 0 |
| 25～35 | 5 |
| ＜25 | 10 |

注：a：百分位数法评价身高的方法常分为第3、第10、第25、第50、第75、第90、第97百分位数，即7个百分位等级，如"10→25→50"为上升2个百分位等级；b：以cm/年表示，需要超过6～12个月的测量方可得到可靠的身高速率，与正常标准差相比；c：1周内超过3天体温>38.5℃、关节炎、葡萄膜炎、皮肤结节性红斑或皮肤坏疽。活动指数0～10分：不活动；活动指数11～30分：轻度；活动指数≥31分：中/重度。

此外，IBD对儿童生活质量及心理健康的影响也不容忽视。HRQoL包括综合性评价、一般性评价以及疾病特异性评价三种类型，是用于评估IBD患儿生活质量的一般性和疾病特异性评价工具。它采用调查问卷的形式，从患儿的角度全面评价其主观感受及健康状况对日常生活和社会心理的影响。从生理、社会及情感这三个范畴评价IBD患儿的基本状态。结果采用统计学方法来比较人群对生活质量的感知。目前用来评估儿童青少年IBD的HRQoL国外使用较多，一般性评价工具有20余种，疾病特异性研究工具目前通用的是IMPACT评定量表（IMPACT questionnaire）以及IMPACT Ⅱ评定量表（IMPACT Ⅱ questionnaire）。

儿童IBD虽然发病率低于成人，但其临床特点及病程与成人有很大不同，并具有特殊的生长发育要求，因此，临床医师应更好地掌握其临床特点、生长发育评价及治疗的特殊性，根据不同患儿的生长发育所需及疾病特点制定个体化治疗方案，在控制症状、诱导疾病缓解的基础上，积极预防和治疗生长发育迟滞，改善预后，提高患儿的生活质量。

## 参考文献

1. Grover Z, De Nardi A, Lewindon PJ.Inflammatory bowel disease in adolescents. Aust Fam Physician, 2017, 46 (8)：565-571.

2. Sanderson IR.Growth problems in children with IBD.Nat Rev Gastroenterol Hepatol, 2014, 11 (10)：601-610.

3. Gasparetto M, Guariso G.Crohn's disease and growth deficiency in children and adolescents.World J Gastroenterol, 2014, 20 (37)：13219-13233.

4. El Mouzan MI, Al Edreesi MH, Al-Hussaini AA, et al.Nutritional status of children with inflammatory bowel disease in Saudi Arabia.World J Gastroenterol, 2016, 22 (5)：1854-1858.

5. Werkstetter KJ, Ullrich J, Schatz SB, et al.Lean body mass, physical activity and quality of life in paediatric patients with inflammatory bowel disease and in healthy controls.J Crohns Colitis, 2012, 6 (6)：665-673.

6. Sanderson IR.Growth problems in children with IBD.Nat Rev Gastroenterol Hepatol, 2014, 11 (10)：601-610.

7. Tsampalieros A, Lam CK, Spencer JC, et al.Long-term inflammation and glucocorticoid therapy impair skeletal modeling during growth in childhood Crohn disease.J Clin Endocrinol Metab, 2013, 98 (8)：3438-3445.

8. 朱铭强，傅君芬，梁黎，等 . 中国儿童青少年性发育现状研究 . 浙江大学学报（医学版），2013，42（4）：396-410.

9. Hill RJ.Update on nutritional status, body composition and growth in paediatric inflammatory bowel disease.World J Gastroenterol，2014，20（12）：3191-3197.

10. Katsanos KH, Torres J, Roda G, et al.Review article: non-malignant oral manifestations in inflammatory bowel diseases.Aliment Pharmacol Ther, 2015, 42（1）：40-60.

11. Wong SC, Dobie R, Altowati MA, et al.Growth and the Growth Hormone-Insulin Like Growth Factor 1 Axis in Children With Chronic Inflammation: Current Evidence, Gaps in Knowledge, and Future Directions. Endocr Rev, 2016, 37（1）：62-110.

12. Zubin G, Peter L.Predicting Endoscopic Crohn's Disease Activity Before and After Induction Therapy in Children: A Comprehensive Assessment of PCDAI, CRP, and Fecal Calprotectin.Inflamm Bowel Dis, 2015, 21（6）：1386-1391.

13. Varni JW, Shulman RJ, Self MM, et al.Gastrointestinal Symptoms Predictors of Health-Related Quality of Life in Patients With Inflammatory Bowel Disease.J Pediatr Gastroenterol Nutr, 2016, 63（6）：e186-e192.

14. Teitelbaum JE, Rajaraman RR, Jaeger J, et al.Correlation of health-related quality of life in children with inflammatory bowel disease, their parents, and physician as measured by a visual analog scale.J Pediatr Gastroenterol Nutr, 2013, 57（5）：594-597.

（梁蓉蓉，黄花荣　整理）

# 炎症性肠病的生育能力评价是育龄患者的重要内容

　　IBD 是一组异质性肠道自身免疫性疾病，治疗 IBD 的不少药物的不良反应，对于不管是男性还是女性 IBD 患者的生育能力在一定程度上会受到影响，特别是对于有生育要求者，进行生育能力的评价与保护非常重要，这包括 IBD 患者的性生活能力与睾丸和卵巢功能的评价。

　　即使处于 IBD 的临床缓解期，IBD 也会对患者的生活质量产生负面影响。性生活质量是患者生活质量的重要因素，特别是对年轻患者来说。性生活质量是 IBD 患者生活质量的重要组成部分。然而，目前并没有来自专业学术组织的指导建议来解决这个问题。在欧洲的一项广泛调查中，有 40% 的 IBD 患者报告自身疾病阻碍了他们对异性亲密关系的追求。然而，IBD 患者中性功能障碍（Sexual Dysfunction，SD）的数据仍然较少。

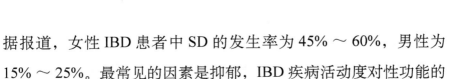

据报道，女性 IBD 患者中 SD 的发生率为 45% ～ 60%，男性为 15% ～ 25%。最常见的因素是抑郁，IBD 疾病活动度对性功能的影响，目前还存在争议。

最近一项来自法国的研究比较了 IBD 与肠易激综合征（IBS）患者和健康对照者的 SD 发生率，并寻找发生 SD 的预测因素。在两个三级 IBD 医疗中心，连续纳入 2 个月内所有的 IBD 患者，填写一份关于性功能（女性性功能指数和国际勃起功能指数）的匿名问卷。健康对照人群也填写相同的调查问卷。除了健康人群之外，还将 IBS 患者作为第二个对照组。总共纳入 358 例 IBD 患者填写问卷，其中包括 238 例 CD 患者，120 例 UC 患者。同时收集了 110 名健康对照患者和 107 例 IBS 患者的调查问卷。结果发现在女性 IBD 患者中，SD 发生率率为 53.6%，显著高于健康对照人群 28%（$P < 0.01$），IBS 患者 SD 的比例为 77.5%，与 IBD 患者无显著性差异（$P = 0.10$）；在男性 IBD 患者中，SD 的发生率为 16.9%，健康对照人群为 7.4%，有显著性差异（$P = 0.64$）；IBS 患者 SD 比例为 26.4%，与 IBD 患者无显著差异（$P = 0.60$）。在 IBD 男性患者中，有 43% 报告存在勃起功能障碍（ED），而健康对照人群仅为 13%，二者有显著差异（$P < 0.01$），而男性 IBS 患者 ED 的发生率为 55%，与 IBD 患者无显著差异（$P = 0.60$）。SD 和 ED 的预测因素，与社会和情感功能相关。在女性表现为焦虑，在男性表现为抑郁。IBD 的疾病活动度与性功能障碍的发生无关。因此，在 IBD 患者中 SD 发生率显著高于健康对

照人群，主要是心理因素导致，与疾病的特征、肛周病变和严重程度无关。男性抑郁，女性焦虑和疲劳，以及男女两性生活质量差，这些都与性功能受损有关。说明社会心理因素在一定程度上可以预测 IBD 患者总体生活质量。

总之，性生活质量差是 IBD 患者常见的问题，主要由心理因素驱动，而与疾病严重程度不相关。IBD 专科医生应该重视患者的精神心理负担，患者也应该积极寻求情绪的调节和帮助，共同努力提高生活质量。

IBD 自然病程对生殖功能影响的资料极少，在中山大学孙逸仙纪念医院消化内科资料中发现 1 例诊断为 CD 的男性患者 27 岁，3 年前已做了 1 次肠道切除术，他个人认为要生育小孩，坚持不服用任何药物，3 年后，肠道再次狭窄，但仍然无法生育。1 例女性 CD 患者 30 岁，在诊断 CD 前生育 1 女孩后一直闭经 1 年半，后确诊为小肠、大肠穿透性狭窄性 CD 伴肛周瘘管。1 例 25 岁的 CD 患者伴有无精子症。经过这些个案，提示 IBD 的自然病程会影响患者的生育能力。因此，如情况允许可让患者进行精液常规检查、排卵功能监测及血液性激素检测。

IBD 治疗药物对生殖功能与妊娠具有一定程度的影响（表49），应引起专科医师的重视。

氨基水杨酸类：SASP 罕见引起男性精子数减少或不育症，在中山大学孙逸仙纪念医院消化内科资料中，1 例 UC 男性患者 26 岁，服用 SASP 2 年未能生育，后改用 5-ASA 半年后生育 1 个

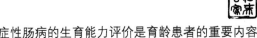

健康男孩。未见在孕期内应用 SASP 治疗对胎儿有任何不良影响的报道。由于孕妇、哺乳期妇女、2 岁以下小儿禁用磺胺类药，在孕期内建议还是不用 SASP 为安全，若病情需要，可考虑应用 5-ASA。

糖皮质激素：糖皮质激素一般不会引起精子的异常，但会使精液稀释，也会使女性月经紊乱。对于妊娠，可选用中小量的甲基强的松龙（美卓乐为 B 类）。

硫唑嘌呤（AZA）：不会引起精子密度、运动性及精量等相关的异常，但可能存在一些隐性的损伤并出现基因的异常。AZA 临床上证明对胎儿有不良影响，并可分泌入乳汁，孕妇忌用，哺乳妇女慎用。

甲氨蝶呤（MTX）：动物实验发现 MTX 可以使精母细胞、支持细胞和睾丸间质细胞退化，影响精子形成，但停药之后可以逆转。在人体方面，MTX 可以损伤生殖上皮，影响精子形成，而对间质细胞及睾酮的产生没有作用。女性使用甲氨蝶呤后的妊娠结局是明显变差的，MTX 具有致畸和致突变性，少数患者有月经延迟及生殖功能减退。

甲硝唑：在动物实验中对胎儿有致畸形作用，且可通过胎盘进入乳汁。因此，在怀孕与哺乳期应禁用该药。有报道在患阿米巴病的孕妇，在前 3 个月孕期内，应用甲硝唑治疗后，婴儿发生颅面异常。

英夫利昔（IFX）：没有证据表明 IFX 对女性生育功能有损

害，对男性可能会降低精子的数量、活动度，以及造成精子形态的异常，但没有增加其胎儿畸形或其他异常的风险。妊娠妇女在孕期使用 IFX 并未增加流产、早产及先天畸形的风险。IFX 属于 IgG1 亚类，可透过胎盘进入婴儿体内，对胎儿发育没有大的影响，但却会增加胎儿感染的风险，以及有活疫苗接种禁忌的问题。

沙利度胺：未见报道沙利度胺对精子有肯定的影响，但其会引起少部分女性 IBD 患者的月经量减少或经期紊乱。沙利度胺对胎儿有严重的致畸性，会引起海豹肢畸形儿，且与沙利度胺的使用剂量无关。因此，对于育龄妇女需要进行严格避孕，需要停药半年至 1 年后才能怀孕；而对于男性患者，最好也应停药半年至 1 年后才能生育。

表 49  IBD 治疗药物的 FDA 妊娠分级

| 药物 | 分级 | 药物 | 分级 | 药物 | 分级 |
|------|------|------|------|------|------|
| SASP | B，D 早期 | 地塞米松 | C，D 早期 | MTX | X |
| 奥沙拉嗪 | C | 强的松 | C，D 早期 | CTX | D |
| 巴柳氮 | B | 可的松 | C，D 早期 | ADM | C |
| 美沙拉嗪 | B（C） | 强的松龙 | （B）C，D 早期 | IFX | B |
| AZA | D | 氢化可的松 | C，D 早期 | 益赛普 | B |
| 6-MP | D | 沙利度胺 | X | 环孢霉素，他克莫司 | C（＜1 岁不用） |

因此，使用药物治疗的 IBD 患者，在婚前应进行精液常规检查，及时发现问题，并进行相应的药物调整。

## 参考文献

1. Rivière P，Zallot C，Desobry P，et al.Frequency of and Factors Associated With Sexual Dysfunction in Patients With Inflammatory Bowel Disease.J Crohns Colitis，2017，11（11）：1347-1352.

2. 钟英强，叶小研. 炎症性肠病的现代内科治疗. 中华临床医师杂志（电子版），2013，7（16）：7354-7357.

3. 宋杨达，刘思雪，钟英强. 生物制剂治疗炎症性肠病的进展与风险. 世界华人消化杂志，2016，24（19）：2964-2973.

4. 宋杨达，宋铱航，钟英强. 沙利度胺治疗炎症性肠病的机制与临床应用. 世界华人消化杂志，3017，25（25）：2268-2274.

# 炎症性肠病药物不良反应的评价应引起重视

治疗IBD的药物均有不同程度的药物不良反应，与患者的特异性体质有关，可预知或不可预知，部分与治疗剂量累积有关，如沙利度胺。

（1）柳氮磺胺吡啶（SASP）

SASP属于磺胺类抗菌药，常见的不良反应有头痛、上腹部不适、恶心、呕吐，皮疹、皮肤发蓝，红细胞异常、白细胞减少症、血小板减少，发热，叶酸吸收不良或缺乏等。SASP少见的不良反应有溶血性贫血，精子异常，粒细胞缺乏症，皮肤坏疽，Stevens-Johnson综合征，肺部病变，神经中毒症，肝肾功能损害（特发性间质性肾炎）等。SASP的罕见不良反应为胰腺炎。Stevens-Johnson综合征是指累及皮肤和黏膜的急性水疱病变，1922年，首先由Stevens和Johnson对该综合征进行了详细的描述。多形性红斑型Stevens-Johnson综合征的临床表现多种多样，发病突然，病变常出现在手脚的背侧和前臂、腿、脚掌、足底表面。而毒性表皮坏死溶解型的特点是皮肤的受损面积超过20%，口腔黏膜、唇黏膜、生殖器黏膜和结膜也可受累，还可伴发热、白细胞计数增多、肾衰竭、肺栓塞、胃肠道出血、脓毒血症等。

（2）5-氨基水杨酸（5-ASA）

5-ASA不良反应：对阿司匹林过敏者，应避免使用5-ASA。与SASP口服相比，直肠局部应用5-ASA不良反应较少，局部用药中罕见有肛门局部刺激征或肛门瘙痒症。最常见的不良反应有水样腹泻，发生率为15%～35%，与用药剂量及病变范围有关，全结肠炎者尤甚，机制可能与右侧结肠水分吸收减少有关。极少数人可并发心肌心包炎和胰腺炎。对SASP不能耐受或有过敏反应者，80%～90%对5-ASA耐受良好，10%～20%患者对5-ASA过敏，与5-ASA直接有关，故SASP过敏者应慎用5-ASA。

（3）肾上腺皮质激素

肾上腺皮质激素最常见的不良反应有满月脸、疖疮、电解质紊乱、骨质疏松及精神改变、感染、葡萄糖不能耐受（糖尿病）、高血压等，少见的有股骨头坏死等。为了减少不良反应，可采取以下策略：①尽量将用药剂量减低，或改用氨基水杨酸类来维持缓解；②使用隔天治疗方案；③用灌肠给药方式来代替口服用药；④改用一种全身生物利用度较低的新药（如布地奈德）。

（4）嘌呤类药物

嘌呤类药物的不良反应发生率与用药剂量及变态反应有关，

当减小剂量或停药后，不良反应会自动消失。在治疗过程中，应密切观察血常规、肝功能，加强随访；白细胞减少、缺乏或骨髓造血功能抑制，这与硫嘌呤甲基转移酶（TPMT）抑制有关，常见发生于最初用药的 2～4 个月，也可发生在使用药物 1～2 年的治疗过程中，应定期随访血常规。常见发生恶心、呕吐、胃纳差等胃肠道反应，皮疹、变态反应性发热、肝功能异常等；对各种感染（隐性感染）的敏感性增加；少数人用药后可以发生变态反应性胰腺炎（约 15%）。长期大量应用有引起皮肤肿瘤和恶性淋巴瘤可能的报道。

（5）MTX

甲氨蝶呤的不良反应：胃肠道反应主要为口腔炎、口唇溃疡、咽炎、恶心、呕吐、胃炎及腹泻；骨髓抑制主要表现为白细胞下降，对血小板亦有一定影响，严重时可出现全血下降、皮肤或内脏出血；大量应用可致药物性肝损害，小量持久应用可致肝硬变；肾脏损害常见于高剂量时，出现血尿、蛋白尿、尿少、氮质血症、尿毒症等。还有脱发、皮炎、色素沉着及药物性肺炎等。妊娠早期使用可致畸胎，少数患者有月经延迟及生殖功能减退。

（6）环孢素

环孢素的不良反应：①肾毒性：肾小球血栓、肾小管受阻、蛋白尿、管型尿；②高血压：出现在 33% 的患者，需加用降压药方能控制；③胃肠道不良反应：纳差、恶心、呕吐等；④肝毒性：低蛋白血症、高胆红素血症、血清转氨酶升高；⑤神经系统：运动性脊髓综合征，小脑样综合征及精神紊乱、震颤、感觉异常等；⑥久用后出现多毛、牙龈增生等；⑦罕见过敏反应、胰腺炎、白细胞减少、雷诺综合征、糖尿病、血尿等。

（7）沙利度胺

沙利度胺的常见不良反应有口鼻黏膜干燥、倦怠、嗜睡、眩晕，皮疹（立即减量或停药，恢复正常后，有一些患者可继续服用或减量服用），多发性神经炎，便秘、恶心、腹痛，面部浮肿，过敏反应等。应密切监测沙利度胺引起的静脉血栓栓塞（VTE），如果有 VTE 的临床证据，立即开始抗凝治疗，但小剂量使用的极少发生。沙利度胺对胎儿有严重的致畸性，可出现海豹肢畸形儿。

（8）甲硝唑

甲硝唑不良反应与用药的剂量有关，若口服甲硝唑超过 800mg/d 时，胃肠道症状较多，饭后服药或加用胃黏膜保护剂后症状减轻，静脉点滴或灌肠用药不良反应较少；胃肠道功能紊乱，偶尔可引起痉挛性腹痛；周围神经性病变；偶尔可引起急性尿潴留；体外致突变试验阳性；长期应用可能致癌突变作用。

（9）英夫利昔

英夫利昔（Infliximab）不良反应：①各种感染风险增加 3%～7%，包括严重的细菌、真菌感染，以及诱发潜在的病毒感染与潜在结核感染。②淋巴瘤和其他实体肿瘤：目前认为抗

TNF-α 制剂（尤其与免疫抑制剂联用）会增加青少年肝脾 T 细胞淋巴瘤发生率；关于英夫利昔单抗（IFX）对其他实体肿瘤的影响尚无定论。③输注反应：急性输液反应发生率约为 3%，多数出现在输液过程中或输液后 2 小时内，症状包括荨麻疹、呼吸困难和支气管痉挛、喉头水肿、咽部水肿和低血压，迟发性输液反应发生率约 7%，可在用药 1～14 天后出现，但多数出现在 5～7 天后，表现为全身不适、肌肉及关节疼痛、发热等。④其他：在神经系统 IFX 可导致脱髓鞘病变和视神经炎；在循环系统可加重已存在的充血性心力衰竭；引起不同程度的肝损伤。

IBD 治疗药物对患者感染的影响见表 50。

表 50 IBD 治疗药物对感染的影响

| 药物 | 感染 | 药物 | 感染 | 药物 | 感染 |
| --- | --- | --- | --- | --- | --- |
| SASP | −（好处） | 地塞米松 | + | MTX | + |
| 奥沙拉嗪 | − | 强的松 | + | CTX | + |
| 巴柳氮 | − | 可的松 | + | ADM | ++ |
| 美沙拉嗪 | − | 强的松龙 | + | IFX | ++ |
| AZA | + | 氢化可的松 | + | 益赛普 | ++ |
| 6-MP | + | 沙利度胺 | ± | 环孢霉素、他克莫司 | + |

IBD 治疗药物的不良反应管控：一对一的医学教育，权衡利弊；医生一定熟悉药物的不良反应；定期临床随访；定期实验室指标检测；特殊人群的识别，个体化治疗；尽早发现，积极处理。

## 参考文献

1. 宋杨达，刘思雪，钟英强 . 生物制剂治疗炎症性肠病的进展与风险 . 世界华人消化杂志，2016，24（19）：2964-2973.

2. 宋杨达，宋铱航，钟英强 . 沙利度胺治疗炎症性肠病的机制与临床应用 . 世界华人消化杂志，2017，25（25）：2268-2274.

3. 钟英强，叶小研 . 炎症性肠病的现代内科治疗 . 中华临床医师杂志（电子版），2013，7（16）：7354-7357.

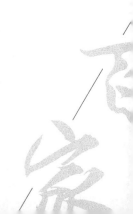

# 炎症性肠病治疗停药指标的评价是临床追求的方向

IBD 治疗的主要药物有氨基水杨酸类、糖皮质激素、免疫抑制剂、免疫调节剂、生物制剂如英夫利昔。药物维持治疗的时限：UC 3～5 年，CD5 年以上，部分患者可能需要终生进行药物维持治疗。IBD 药物治疗停药的评估包括两个方面：一是某种药物治疗何时可停用改为其他药物替代治疗，如糖皮质激素、英夫利昔等；另一方面是指何时何种情况可全部停用所有药物治疗，即结束治疗。

（1）药物转化治疗的评价

氨基水杨酸类药物是治疗 UC 的基本用药，一般剂量对 CD 的治疗效果较差或无效，如应用该药诱导 IBD 缓解有效（4～6周），仍坚持原来药物继续治疗，不需要转化治疗，但可减量维持，维持剂量一般为 1.5～2g。

糖皮质激素是治疗中重度 UC 和 CD 的基本用药，按泼尼松

0.75 ～ 1mg/（kg·d）（其他类型全身作用糖皮质激素的剂量按相当于上述泼尼松剂量折算）给药，组合用药时剂量可适当减低，如泼尼松 0.5mg/（kg·d）。达到症状缓解和黏膜愈合后，一般需要 2 ～ 3 个月，开始逐渐缓慢减量至停药，一般总疗程约为 6 个月，注意快速减量会导致早期复发，替代药物有氨基水杨酸类、免疫抑制剂、免疫调节剂和上述药物组合方案维持治疗。

我国 2012 年 IBD 指南、ECCO 和亚太共识推荐的糖皮质激素需要转换治疗的判断及转换治疗方案的选择：在静脉用足量糖皮质激素治疗大约 5 天仍然无效，应转换治疗方案。所谓"无效"除看排便频率和血便量外，宜参考全身状况、腹部体检及血清炎症指标进行判断，亦可视病情之严重程度和恶化倾向，适当提早（如 3 天）或延迟（如 7 天）。转换治疗方案的选择是转换药物的所谓"拯救"治疗，依然无效才手术治疗。"拯救"治疗包括：① 环孢素（CsA）：2 ～ 4mg/（kg·d）、静脉滴注。该药起效快，短期有效率可达 60% ～ 80%，可有效减少急诊手术率。使用期间需定期监测血药浓度，严密监测不良反应。有效者，待症状缓解改为口服继续使用一段时间（不应超过 6 个月），逐渐过渡到硫嘌呤类药物维持治疗。② 英夫利昔：近年国外有一项安慰剂对照研究提示英夫利昔作为"拯救"治疗的疗效较好。

免疫抑制剂如诱导 IBD 缓解有效，仍坚持原来药物继续治疗，一般不需要转化治疗，但可减量维持。一些特殊情况需要转化治疗：如育龄妇女需要生育，出现严重的不良反应等，替代药物应个体化处理。

免疫调节剂（沙度利胺）如诱导 IBD 缓解有效，仍坚持原来药物继续治疗，一般不需要转化治疗，但可减量维持。一些特殊情况需要转化治疗：如育龄妇女需要生育（一般要求停用该药半年至 1 年）；出现严重的不良反应等，替代药物应个体化处理。

生物制剂如英夫利昔（Infliximab）是治疗高危型 CD 和糖皮质激素治疗无效或依赖型 UC 的重要药物，能加速 IBD 患者的黏膜愈合，减少并发症与手术的概率。CD 预后不良的高危因素包括：①伴肛周病变；②病变范围广泛，小肠受累长度 >100cm；③伴食管、胃、十二指肠病变；④发病年龄＜ 16 岁；⑤首次发病即需要糖皮质激素治疗；⑥肠外表现突出（如关节、皮肤损害）者。

英夫利昔的长期应用除要花费昂贵的费用外，会引起各种感染风险增加 3%～ 7%，包括严重的细菌、真菌感染，以及诱发潜在的病毒感染与潜在结核感染；会使发生淋巴瘤和其他实体肿瘤的机会增加。目前认为抗 TNF-α 制剂（尤其与免疫抑制剂联用）会增加青少年肝脾 T 细胞淋巴瘤的发生率，关于 IFX 对其他实体肿瘤的影响尚无定论；神经系统：IFX 可导致脱髓鞘病变和视神经炎；在部分长期应用 IFX 患者的血液中，会引起明显的 TNF-α 升高，因此，不主张太长期应用英夫利昔进行维持治疗。中山大学孙逸仙纪念医院消化内科的经验是：应用英夫利昔≥ 5mg/（kg·次），14 周诱导 IBD 缓解，黏膜 0 级愈合后，可维持治疗 64

周，达到深度愈合后，转换其他药物组合方案（个体化）进行维持治疗。

（2）IBD 终止治疗的评价

IBD 是一种可反复发作的肠道自身免疫性疾病，被 WHO 命名为一种难治性疾病，同时，IBD 又是一组异质性疾病。经过长期的临床实践证明，患者经过一定时期治疗自行停药后，一定的时间后可复发，目前认为易引起 IBD 复发的因素为：①服用某些易引起肠道黏膜过敏或损伤的食物（某些异体蛋白等）与药物（NSAID）；②某些肠道病毒或呼吸道病毒感染后；③精神应激等；④未达到黏膜 0 级愈合后就坚持停药；⑤药物治疗失反应或失疗效等。因此，不管患者还是医生，一直在努力寻找可预示 IBD 停药治疗的评价指标，但仍无法取得共识。

中山大学孙逸仙纪念医院消化内科 30 多年研究 IBD 的经验提示，在追求 IBD 黏膜愈合 17 年来的探索中发现：由于内镜下表现的半定量分级和治疗后黏膜 0 级愈合的评价，使得 IBD 患者的停药评价有了客观的依据。可考虑停药治疗的指标为：①初诊与初治的轻度 IBD 患者，或轻度的直肠炎或非穿透性非狭窄性结肠型 CD 患者，经治疗后取得黏膜 0 级愈合达 3 ~ 5 年，可考虑停药，进行密切临床随访观察；②经氨基水杨酸类药物足量治疗取得诱导黏膜 0 级愈合，并能应用小剂量如 5-ASA 0.5 ~ 1g/d，仍能维持黏膜 0 级愈合 3 ~ 5 年的 UC 患者，可考虑停药观察；③应用硫唑嘌呤（AZA）单药小剂量 [1mg/（kg·d）] 维持的黏膜 0 级愈合的 3 ～ 5 年 UC 患者或 5 年以上的 CD 患者；
④使用沙度利胺单药小剂量 [1mg/（kg·d）] 维持黏膜 0 级愈合的
3 ～ 5 年的 UC 患者或 5 年以上的 CD 患者。

下列患者应适当延长维持治疗的时间：①青少年发病的 IBD
患者；②病变范围广泛者；③需要应用糖皮质激素诱导缓解者；
④需要长期使用生物制剂者。

需要终身维持治疗的情况可能为：①减药维持后仍复发者；
②需要多种药物组合方案才能维持临床缓解，但无法达到黏膜 0
级愈合者；③穿透性狭窄型 CD 患者或狭窄缩短型的 UC 患者；
④已进行过 1 ～ 2 次有关 IBD 的并发症手术治疗者；⑤合并多
种肠外表现者；⑥合并肠外器官的自身免疫性疾病者。

（3）停药后需要进行密切的实验室、临床表现与内镜随访

IBD 患者在停药初期，应隔 1 ～ 3 个月随访 1 次血液的 ESR
与 CRP、粪便的常规与钙卫蛋白检测，了解患者的肠道表现；隔
3 ～ 6 个月复查一次肠镜，CD 患者需要复查胶囊内镜，如果患
者复发，往往实验室指标先发生异常，而内镜下出现异常早于临
床表现。如患者 1 ～ 2 年无复发，可 1 ～ 2 年复查一次内镜，以
便尽早发现内镜下复发并及时处理。

内镜随访除了可尽早发现内镜下复发外，还可进行结肠癌变
的监测。

UC 和结肠型 CD 患者的结肠癌变风险增加，特别是病变广
泛、儿童期发病者，病情长年反复或持续者，长期应用 SASP 或

免疫抑制剂治疗者，即使停药仍需要密切进行内镜监测。国外这部分数据来自三级转诊中心（相当于我国的三甲医院），或部分为人群研究，或部分为病例报道或小样本研究，故各研究报道的 IBD 患者结肠癌变风险率差异较大，目前仍未确定其确切的风险。研究结果显示，UC 患者发病第 10 年的结肠癌变风险为 2%，20 年为 8%，30 年为 18%。英国一项随访 30 年的研究显示，UC 患者发病第 20 年的结肠癌变和异型增生风险为 7.7%，30 年为 15.8%。但后续人群研究提示 UC 患者的结肠癌变风险随时间的推移而下降，可能与 5- 氨基水杨酸广泛使用所产生的化学预防作用、某些医学中心对难治性 UC 患者尽早开展结肠切除和内镜检测等有关。

CD 患者的结肠癌变风险亦存在较大差异，两项经校正的荟萃分析结果显示，结肠癌变标准化发病比为 2.5（95%$CI$：1.7 ~ 3.5），相对危险度（$RR$）为 4.5（95% $CI$：1.3 ~ 14.9）。UC 和 CD 的结肠癌变风险相当（$RR$ 分别为 2.75 和 2.64），且两者的许多结肠癌变特点相似。因此，结肠广泛受累的 CD 患者，其结肠癌变风险亦增加。

在内镜随访的过程中，一旦发现上皮细胞有中重度不典型增生、腺瘤性息肉，应尽早在内镜下进行治疗，并要缩短内镜的随访时间，在病变肠段进行多点活检，一旦发现癌变，尽早进行外科手术治疗。

# 参考文献

1. Doherty G，Katsanos KH，Burisch J，et al.European Crohn's and Colitis Organisation Topical Review on Treatment Withdrawal ['Exit Strategies'] in Inflammatory Bowel Disease.J Crohns Colitis，2018，12（1）：17-31.

2. 中华医学会消化病学分会炎症性肠病学组 . 抗肿瘤坏死因子 α 单克隆抗体治疗炎症性肠病专家共识（2017）. 协和医学杂志，2017，8（4-5）：139-143.

3. 中华医学会消化病学分会炎症性肠病学组 . 炎症性肠病诊断与治疗的共识意见（2012 年·广州）. 胃肠病学，2012，17（12）：763-781.

4. Farraye FA，Odze RD，Eaden J，et al.AGA technical review on the diagnosis and management of colorectal neoplasia in inflammatory bowel disease. Gastroenterology，2010，138（2）：746-774.

5. 钟英强，林莹，昝慧 . 电子肠镜在炎症性肠病诊断、治疗和随访中的应用 . 中华临床医师杂志（电子版），2011，5（4）：952-956.

# 炎症性肠病综合评价是达标治疗的保障

随着 IBD 研究的不断深入进行，各级 IBD 专家正在追求 IBD 的早期诊断以及早期治疗，以至达到根本上改善 IBD 的结局。同时，IBD 的疗效评价也不断地发生变化，在初期，IBD 治疗后临床症状消失，就认为是治愈了。随着消化内镜设备与技术的普及后发现：内镜下黏膜愈合使得 IBD 的临床结局发生了巨大变化，随后几年随着检查技术的发展，又提出深度愈合的理念，使得 IBD 的治疗效果变好 / 改善、并发症减少，手术概率明显地改善。同时，随着人们生活水平的不断提高，人们追求身体健康的美好愿望越来越强烈，那么，在目前的形势下，IBD 治疗如何才是达标呢？

目前 IBD 治疗的总体目标是：短期内控制 IBD 急性发作，促进黏膜 0 级愈合；长期维持 IBD 缓解，减少复发；IBD 并发症的防治。具体而言，IBD 的达标治疗应满足以下要求：①无临床症状；②实验室指标正常；③内镜下黏膜达到 0 级愈合；

④尽量达到病理愈合；⑤尽量达到深度愈合；⑥营养状态良好；⑦生活质量与情绪良好；⑧保持生育能力；⑨儿童生长发育正常；⑩无药物不良反应；　希望能达到长期停药缓解，最终治愈IBD。

这是所有医生与患者的美好共同愿望，是我们共同的努力方向。

# 出版者后记
## Postscript

科学技术文献出版社自 1973 年成立即开始出版医学图书，40 余年来，医学图书的内容和出版形式都发生了很大变化，这些无一不与医学的发展和进步相关。《中国医学临床百家》从 2016 年策划至今，感谢 600 余位权威专家对每本书、每个细节的精雕细琢，现已出版作品近百种。2018 年，丛书全面展开学科总主编制，由各个学科权威专家指导本学科相关出版工作，我们以饱满的热情迎来了《中国医学临床百家》丛书各个分卷的诞生，也期待着《中国医学临床百家》丛书的出版工作更加科学与规范。

近几年，中国的临床医学有了很大的发展，在国际医学领域也开始崭露头角。以北京天坛医院牵头的 CHANCE 研究成果改写美国脑血管病二级预防指南为标志，中国一批临床专家的科研成果正在走向世界。但是，这些权威临床专家的科研成果多数首先发表在国外期刊上，之后才在国内期刊、会议中展现。如果出版专著，又为多人合著，专家个人的观点和成果精华被稀释。为改变这种零落的展现方式，作为科技部所属的唯一一家出版机构，我们有责任为中国的临床医生提供一个系统展示临床研究成果的舞台。为此，我们策划出版了这套高端医学专著——《中国医学临床百家》丛书。

"百家"既指临床各学科的权威专家，也取百家争鸣之义。

丛书中每一本书阐述一种疾病的最新研究成果及专家观点，按年度持续出版，强调医学知识的权威性和时效性，以期细致、连续、全面展示我国临床医学的发展历程。与其他医学专著相比，本丛书具有出版周期短、持续性强、主题突出、内容精练、阅读体验佳等特点。在图书出版的同时，同步通过万方数据库等互联网平台进入全国的医院，让各级临床医师和医学科研人员通过数据库检索到专家观点，并能迅速在临床实践中得以应用。

在与作者沟通过程中，他们对丛书出版的高度认可给了我们坚定的信心。北京协和医院邱贵兴院士说"这个项目是出版界的创新……项目持续开展下去，对促进中国临床学科的发展能起到很大作用"。中国人民解放军第二军医大学孙颖浩校长表示"我鼓励我国的泌尿外科医生把自己的创新成果和宝贵的经验传播给国内同行，我期待本丛书的出版"；北京大学第一医院霍勇教授认为"百家丛书很有意义"。我们感谢这么多临床专家积极参与本丛书的写作，他们在深夜里的奋笔，感动着我们，鼓舞着我们，这是对本丛书的巨大支持，也是对我们出版工作的肯定，我们由衷地感谢作者的支持与付出！

在传统媒体与新兴媒体相融合的今天，打造好这套在互联网时代出版与传播的高端医学专著，为临床科研成果的快速转化服务，为中国临床医学的创新及临床医师诊疗水平的提升服务，我们一直在努力！

科学技术文献出版社

2018 年春

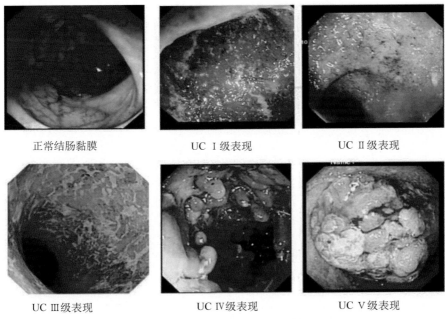

正常结肠黏膜　　　　　　　UC Ⅰ级表现　　　　　　　UC Ⅱ级表现

UC Ⅲ级表现　　　　　　　UC Ⅳ级表现　　　　　　　UC Ⅴ级表现

彩插 1　UC 内镜新分级标准（见正文第 043 页）

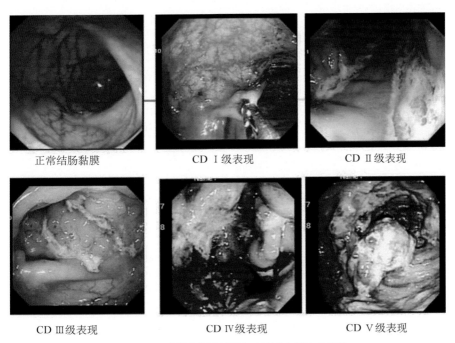

正常结肠黏膜　　　　　　　CD Ⅰ级表现　　　　　　　CD Ⅱ级表现

CD Ⅲ级表现　　　　　　　CD Ⅳ级表现　　　　　　　CD Ⅴ级表现

彩插 2　CD 内镜新分级标准（见正文第 048 页）

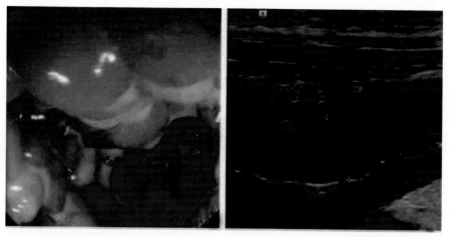

彩插 3　CD 活动期内镜检查及超声声像图（肠壁厚约 12.0mm）（见正文第 077 页）

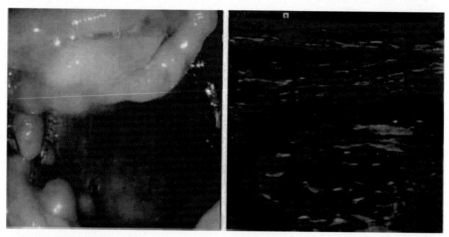

彩插 4　CD 缓解期内镜检查及超声声像图（肠壁厚约 3.0mm）（见正文第 078 页）

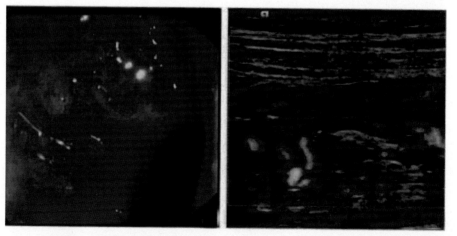

彩插 5　UC 活动期内镜检查及能量多普勒声像图（见正文第 080 页）

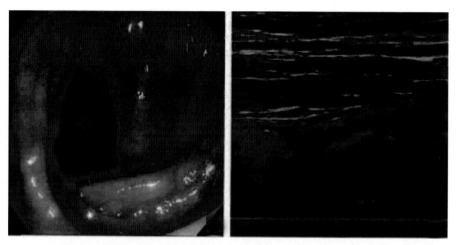

彩插 6　UC 缓解期内镜检查及能量多普勒声像图（见正文第 080 页）

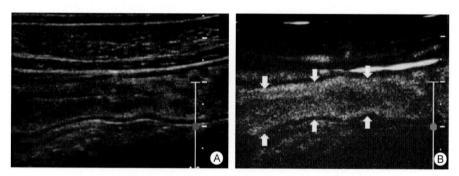

彩插 7　CD 活动期常规超声及超声造影声像图（见正文第 082 页）

A：常规超声显示：受累肠壁黏膜下层增厚及回声减低；B：超声造影显示：黏膜层及黏膜下层的回声增强

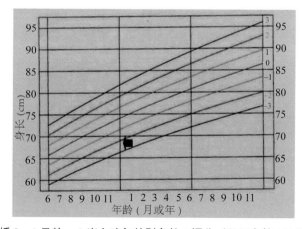

彩插 8　6 月龄～2 岁女孩年龄别身长 Z 评分（见正文第 136 页）

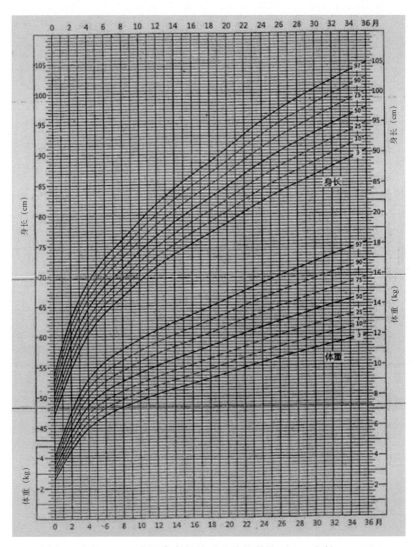

彩插 9 中国 0～3 岁男童身长体重百分位曲线（见正文第 137 页）

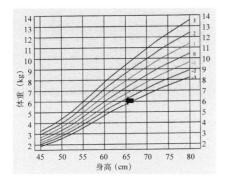

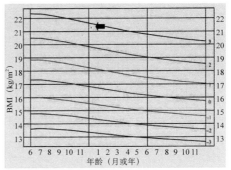

彩插 10　0 ～ 6 月龄男孩身长
别体重 Z 评分（见正文第 138 页）

彩插 11　6 月龄～ 2 岁男孩年龄
别 BMI　Z 评分（见正文第 138 页）

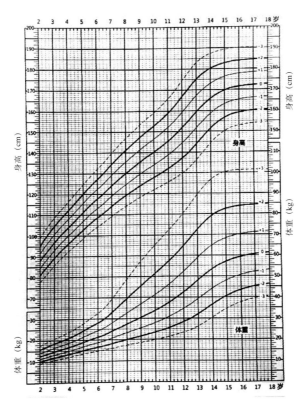

彩插 12　中国 2 ～ 18 岁男孩身高、体重标准差曲线（见正文第 162 页）

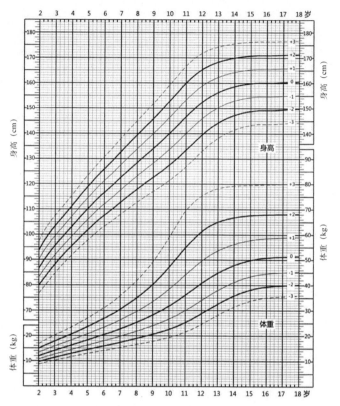

彩插 13　中国 2 ~ 18 岁女孩身高、体重标准差曲线（见正文第 162 页）